医療系のための

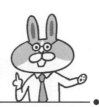

改訂
第2版

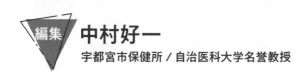

\もっと/ やさしい
統計学入門

編集 中村好一
宇都宮市保健所 / 自治医科大学名誉教授

診断と治療社

改訂第2版の序

　医療系従事者（コメディカルスタッフ）や学生をターゲットとして2009年に刊行した本書の初版は，その売り上げ高から推測すると，一定の範囲で社会に受け入れられていると思われる．刊行から10年以上が経過し，改訂を試みた．

　統計に関する部分はそれほどの学問的な進化はなく（特に，本書のターゲットとする読者にとっては），若干の項目を改めたに過ぎない．一方，I章（文献検索や倫理），VI章（学会発表や論文公表のあり方）は，世の中のデジタル化に伴い，大きく変化した．たとえば，現在では学会発表の申し込みや論文投稿などをかつてのように郵送で行うことは極めて例外的で，基本はインターネット経由である．したがって大幅な改訂が必要であった．これに伴い執筆者も若干の交代を行った．

　現場の医療従事者にとっては，現状の改善は欠かすことができない課題である．そして，そのためには統計を武器として活用する必要性は高い．このために，まずは学生時代に基本的な知識を身につけ，現場に出てからはこれを応用し，そしてその結果を社会共通の財産とするために学会発表や論文公表を行う．これらの一連の流れの補助として本書を活用していただければ著者一同，光栄である．

　最後になりましたが，改訂にあたりご尽力いただいた株式会社 診断と治療社の土橋，椎名の両氏に御礼申し上げます．

2023年9月

中村好一

初版の序

　先に株式会社 診断と治療社から刊行した「論文を正しく読み書くためのやさしい統計学」は主として医学研究者や医師をターゲットに執筆したが，結構評判がよいらしい．そこで今度は，前書の姉妹版として，医療系従事者（コメディカルスタッフ）や学生を対象とした本書「医療系のためのやさしい統計学入門」を企画した．

　統計学は難しいようで，基本をきちんと理解すればそれほど難解なものではない．しかしながら，何となくとっつきにくい印象を与えているのも事実である．その背景の1つに星の数ほどある難解な統計手法があると思う．しかし，通常使用する統計手法はその一部に限定されている．そしてその多くはExcelで何とかなるものである．本書ではスタンダードな手法のみしか紹介していないし，そもそも本書の執筆者のなかには，難解な統計手法を作り続けている「統計オタク」はいない（私が選んだのだから！）．本書のⅡ章とⅢ章には明らかな違いがある．Ⅱ章で紹介しているものは「研究を行うからには，少なくともこの程度のことは使いこなしてほしい．使いこなせなくても『そのことは知っているよ』という程度でないと，研究は難しいかもしれない」というものである．これに対してⅢ章は，自分では使えなくても構わないから，たとえば論文を読んでいるときに，「そういえばこの手法はあの世紀の名著（この本のことですよ！）に書いてあったな．では，もう一度読んでみよう」程度のことでもよいのかもしれないものを紹介した．

　医療系従事者の場合，日常業務を行うなかで抱いた「現状を改善したい」という思いが研究につながるのだが，一方で「研究」や「学会発表」，まして「論文執筆」というと大上段にも構えているようで，興味はありつつも，多少「引いている」という状況が見え隠れする．このような状況を少しでも打破することができれば，という思いから，Ⅰ章とⅣ章，Ⅴ章を設けた．思っているほど難しくはないんだ，という印象をもっていただければ幸甚である．

　本書を何とか刊行にこぎつけることができたのは，迅速・丁寧に執筆・校正作業に取り組んでくれた執筆者と，株式会社 診断と治療社編集部の土橋，松本，両氏の尽力のおかげである．心から感謝する．

2009 年 8 月

中村好一

統計手法の選び方

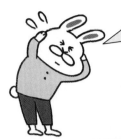

これから研究をしようとしているのだけど，どのようなデータを集めて，どのような統計手法を使って解析すればいいかわからないよ.

まずは何を明らかにしたいのかをはっきりさせて，先行研究の有無や内容を確かめないとね〔本書Ⅰ章02（8ページ）参照〕.
そして，先行研究を参考に研究計画を立てるといいよ.

それにしても，**あらかじめ解析方法を考えたうえでデータ収集を行わないといけない**から，やみくもにデータを集める前に相談してくれてよかったよ.

データを変数とよぶのだけど，**変数の個数・種類・尺度の種類によってどの検定法を使えばよいかがわかるフローチャート**があるからそれを見せるね.

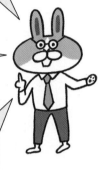

その前に，まずはフローチャートに出てくる用語について説明しよう.

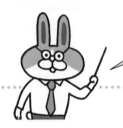

● 変数の種類

目的変数（従属変数） 最も関心がある変数，結果

説明変数（独立変数） 比較したいグループ分けをする変数，原因

例1 年齢と血圧値

血圧値 … 目的変数（従属変数）
年齢 … 説明変数（独立変数）

例2 プログラム別の ADL の 1 年後の変化（人数）

	改善	不変	悪化
プログラムA	48	596	23
プログラムB	23	627	14

改善・不変・悪化 → 目的変数（従属変数）

プログラムA・B → 説明変数（独立変数）

● 変数の尺度の種類

種類	定義	例
二値尺度	2種類のみの値をもつもの	男と女，「はい」と「いいえ」，事業前と事業後，右腕と左腕，正常と異常など
名義尺度	3種類以上で順序がないもの	職業，病名，地区など
順序尺度	3種類以上で順序があるもの	「健康／やや健康／あまり健康でない／健康でない」，尿検査の「−／±／＋／2＋／3＋」，改善／不変／悪化など
数量尺度	数量で表されるもの	年齢，体重，血圧値など

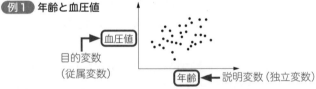

数量でも正規分布しないと考えられる場合は，フローチャートでは順序尺度のところを見てください. 正規分布かどうかの判断は往々にして主観的なものです.

集めようとしているデータ（変数）の尺度の種類がわかったかな？
では，フローチャートを見てみよう．

データ（変数）にあった統計手法を選ぶためのフローチャート

（　）内は本書で扱っている章 - 節を表します．

変数の個数は？

— 1個 ▶ 代表値，ばらつき（II-01），母平均の推定（II-04）

3つ以上の値をとる名義尺度を目的変数にすることは避けましょう．必要な場合には，二値尺度に変えて分析するのがよいでしょう．

— 2個 ▶ 目的変数と説明変数の種類は？

		目的変数（最も関心がある変数）		
		二値尺度	順序尺度	数量尺度
説明変数（比較したいグループ分けをする変数）	二値尺度（対応がない場合）	割合の差：カイ2乗検定，フィッシャーの直接確率法（II-05），オッズ比（II-02）	ノンパラメトリック解析：マン・ホイットニーのU検定（独立2群間の検定）（III-08）	平均の差：対応のないt検定（II-04）
	二値尺度（対応がある場合）	割合の差：マクネマー検定（II-05）	ノンパラメトリック解析：ウィルコクソンの符号つき順位和検定（対応のある2群間の検定）（III-08）	平均の差：対応のあるt検定（II-04）
	名義尺度	割合の差：カイ2乗検定（II-05）	ノンパラメトリック解析：クラスカル・ウォリス検定（独立多群間の検定）（III-08）	分散分析（III-05）
	順序尺度	コクラン・アーミテージ検定，マンテル検定（III-08）	相関係数：スピアマン（II-02）	相関係数：ピアソンまたはスピアマン，1次回帰（II-02，II-06）で代用
	数量尺度	平均の差：t検定（II-04），ロジスティック回帰分析（III-03）	相関係数：ピアソンまたはスピアマン，1次回帰（II-02，II-06）で代用	相関係数：ピアソン，1次回帰（II-02，II-06）

さらに — 一致性の検討をしたい場合→カッパ統計量（III-07）

— 3個以上 ▶ 目的変数の種類は？

二値尺度	層化解析（マンテル・ヘンツェル法）（III-02）ロジスティック回帰分析（III-03）
数量尺度	重回帰分析（III-03），共分散分析（III-05）
生存時間	生存分析（III-04）
目的変数と説明変数の区別がない	主成分分析・因子分析（III-06）

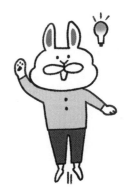

基準値や分類方法を決めて値のカテゴリ化や再割り当てなどを行うと，次のように尺度の種類を変えることができます．
数量尺度→順序尺度→二値尺度
名義尺度→二値尺度

本書内で扱うサンプルデータ

	A	B	C	D	E	F	G	H	I	J	K
1	サンプルデータ										
2											
3	48人の性、年齢、身長、体重、収縮期血圧、拡張期血圧、家族歴										
4											
5			年齢	身長	体重	収縮期血圧	拡張期血圧	家族歴（0：なし、1：あり）			
6	番号	性	（歳）	（cm）	（kg）	（mmHg）	（mmHg）	高血圧	脳血管疾患	糖尿病	心疾患
7	1	男	45	152	57	140	70	1	0	1	0
8	2	男	52	173	78	134	68	1	0	0	0
9	3	男	48	172	83	146	86	1	1	0	1
10	4	男	66	178	58	194	76	0	0	0	0
11	5	女	48	166	63	130	62	0	1	1	0
12	6	男	53	175	66	154	88	1	0	0	0
13	7	女	58	158	66	128	72	1	0	0	1
14	8	女	64	163	74	176	62	0	0	0	0
15	9	女	55	157	64	124	80	1	1	0	0
16	10	男	56	165	68	164	90	0	0	1	0
17	11	男	49	176	68	132	88	1	1	0	0
18	12	男	44	165	60	112	78	1	1	0	0
19	13	女	58	147	63	176	96	0	1	0	1
20	14	男	62	153	63	128	68	1	0	1	0
21	15	女	53	146	47	144	88	0	0	0	0
22	16	女	44	156	49	138	74	0	0	0	0
23	17	女	49	145	59	162	74	1	1	1	0
24	18	男	64	181	66	150	74	0	0	0	0
25	19	男	55	160	74	144	82	0	1	1	0
26	20	女	58	140	55	132	84	1	0	0	0
27	21	女	60	152	55	150	78	0	0	0	1
28	22	女	49	165	56	162	78	1	0	1	0
29	23	男	51	170	65	98	68	0	0	0	0
30	24	男	51	159	51	120	76	1	0	0	0
31	25	男	62	151	52	130	86	0	1	0	0
32	26	女	48	167	51	122	84	0	1	1	0
33	27	男	56	177	82	170	66	0	0	0	0
34	28	女	58	155	63	132	72	1	0	0	0
35	29	男	53	159	45	132	52	1	0	1	1
36	30	男	60	170	66	136	88	0	1	0	0
37	31	女	58	154	56	164	78	0	0	0	0
38	32	女	53	163	60	140	86	1	1	1	0
39	33	女	49	161	70	146	66	0	0	0	0
40	34	女	48	165	70	178	98	0	0	0	0
41	35	女	53	150	57	118	66	1	0	1	0
42	36	男	55	158	53	158	98	1	0	0	1
43	37	男	62	163	67	122	70	0	1	0	0
44	38	男	48	186	69	154	78	0	0	1	0
45	39	女	55	168	68	142	74	0	0	0	0
46	40	男	56	170	74	124	82	1	1	0	0
47	41	女	49	155	60	152	74	0	0	1	0
48	42	女	53	159	49	126	64	0	0	0	1
49	43	男	54	170	87	136	86	1	0	0	0
50	44	女	64	163	50	118	74	1	0	1	0
51	45	女	61	166	58	134	68	0	0	1	1
52	46	女	54	161	69	144	68	0	0	0	0
53	47	女	55	159	60	128	64	0	0	0	0
54	48	男	48	171	71	142	76	1	1	1	1

本書では，このデータを使って
解析を行っているところがいくつかあります．

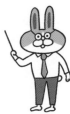

このサンプルデータは，診断と治療社のホームページ上
（http://www.shindan.co.jp/）の本書のページからダウンロードできます．

目　　次

Ⅰ章　研究を始める前に知っておきたいこと

Ⅱ章　統計手法の基礎について勉強しよう　―Excelでできることを中心に―

📋 COLUMN

執筆者一覧

■編集■

中村　好一　　　宇都宮市保健所 / 自治医科大学（名誉教授）

■執筆■
（50音順）

小笹晃太郎　　　京都府立医科大学保健管理センター
尾島　俊之　　　浜松医科大学医学部健康社会医学講座
定金　敦子　　　広島市東区厚生部
鈴木　孝太　　　愛知医科大学医学部衛生学講座
辻　　一郎　　　東北大学（名誉教授）
中村　好一　　　宇都宮市保健所 / 自治医科大学（名誉教授）
西　　信雄　　　聖路加国際大学大学院公衆衛生学研究科
早坂　信哉　　　東京都市大学人間科学部
松田　晋哉　　　産業医科大学公衆衛生学教室
松原　優里　　　自治医科大学地域医療学センター公衆衛生学部門
安村　誠司　　　福島県立医科大学医学部公衆衛生学講座
山縣然太朗　　　山梨大学大学院総合研究部医学域社会医学講座
山崎　幸子　　　文京学院大学人間学部心理学科
横川　博英　　　順天堂大学医学部総合診療科学講座
米倉　佑貴　　　聖路加国際大学大学院看護学研究科

I 章

研究を始める前に知っておきたいこと

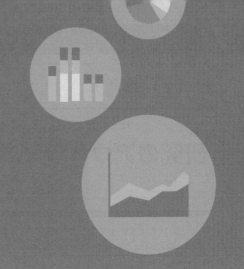

　I 章では研究を始める前に押さえておくべき事項として，研究を進める際の大まかな道筋，文献検索の方法，そして人間を対象とした研究を進める際に必要な倫理的配慮について説明します．

「なぜ研究を行うのか」というところから始まり，「どこまで研究が進んでいるのか」ということの確認方法，そして，研究対象となる人たちの人権をいかに守るかを勉強しましょう．

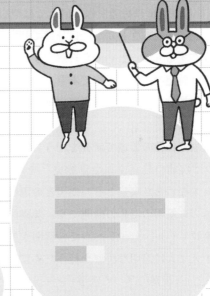

● 01 ●

研究のアウトライン

ここでは本書で取り扱う研究の特徴と概要を説明します.

A はじめに

　まずはじめに，本書における「研究」について説明します．本書では医療や保健活動の現場における人を対象とした研究を扱います．動物実験や遺伝子解析などは対象としません.

　本書で対象とする研究では，臨床研究であっても保健分野の研究であっても，多くの場合，疫学的手法[*1]を使います．疫学的手法では人（臨床研究では患者，保健研究では健康人が主）に起こる事象を「曝露」と「帰結（アウトカム）」に分けて観察します．曝露は帰結に先立って存在するもの，といった理解でよいでしょう．たとえば臨床研究であれば特定の治療が曝露であり，これによって病気が治癒したかどうかが帰結となり，保健研究では喫煙が曝露で虚血性心疾患発生が帰結となります.

　医療や保健の領域で研究を行う目的は大きく分けて2つあります．1つは疾病の発症原因や自然史[*2]を明らかにするために行う研究です．すなわち，疾病とその要因との因果関係の推定や，疾病発症のメカニズム解明のための研究です．基礎医学研究での人の形態や機能のマクロレベル，分子レベルでの解明が基盤となります．もう1つは患者1人1人に適切な医療を行うために，すなわち，EBM（evidence-based medicine：根拠に基づく医療）を実現するための根拠を探るために行われる研究です．これは患者や健常者を対象に，疫学研究の手法を用いて行う研究です[*3].

[*1] 補足 疫学についてもう少し知りたい場合には，次のような入門書があります.
中村好一. 基礎から学ぶ楽しい疫学. 第4版. 医学書院, 2020.

[*2] メモ 疾病を治療せずに放置しておくとどのような結果になるか，というのを「疾病の自然史」といいます．これが明らかでないと，治療効果を明らかにすることもできません．「自然歴」ともいいます.

[*3] 補足 臨床研究は，治療効果や予後を明らかにするために，患者を対象に疫学研究の手法を用いて行う研究なので，疫学研究の範疇に入るといえます.

EBM

EBM（evidence-based medicine）は科学的根拠に基づいて，患者1人1人に適切な医療を行おうとするものです．「これまでの医療は医療者側の経験的な医療や独善に偏っていなかったか」「患者が治療を選択して自己決定できるような環境はあったか」といった反省からできたものです．科学的根拠とは，とりもなおさずすぐれた研究成果であるといえます．

現在の医療はどの程度，科学的根拠に基づいて行われているでしょうか．同じEBMでも experience-based medicine（経験に基づく医療）や experiment-based medicine〔（動物）実験に基づく医療〕では困ります．確かに，十人十色の人を診る医療にとって経験は重要ですし，動物実験の知見が疾患の発症や治療のメカニズム解明に重要な役割を果たすことはいうまでもありません．しかし，求められているのは根拠に基づく医療なのです．マウスの研究成果はそのままでは患者に適用できません．臨床家として，患者の役に立つ研究をするのなら，EBMに寄与できるように情熱を燃やしたいものです[*4]．

C **因果関係**

医療における根拠とは，別のいい方をすると因果関係の強さであるということができます．因果関係は1965年に発表されたHillの基準が有名です[*5]．次の表に示すように，❶時間性，❷強固性，❸一致性，❹整合性，❺特異性，❻生物学的傾斜（量反応性），❼生物学的妥当性，❽実験的証拠，❾類似性の9つの項目によって，因果関係の強さを評価します．❶から❺までが伝統的な項目であり，特に，❶時間性は必須条件です．すなわち，<u>因果関係の証明において，原因は結果の前にあるということを証明することが最低限必要です</u>．

因果関係の判定

①時間性	Temporality	── 必須条件
②強固性	Strength	
③一致性	Consistency	── 伝統的な項目
④整合性	Coherence	
⑤特異性	Specificity	
⑥生物学的傾斜（量反応性）	Biological gradient（Dose response relationship）	
⑦生物学的妥当性	Biological plausibility	
⑧実験的証拠	Experimental evidence	
⑨類似性	Analogy	

EBM
↓
患者さんのために

[*4] **メモ** さらに，EBM（eagerness-based medicine：情熱に基づく医療）もあります．医療に限らず情熱はよい仕事をする際の前提条件でしょう．しかし，情熱は時に空回りし，客観的な判断を阻害してとんでもない方向に行ってしまうこともあるので気をつけましょう．ちなみに「情熱」の別の英語"passion"にはもう1つ「受難」という意味もあります．

[*5] **補足** これは1856年に因果関係についてMillの提言や1964年の米国公衆衛生局の喫煙と肺がんとの因果関係を示した基準などに基づいて作成されたものです．

❶ 時間性

　曝露は，時間的に帰結の前になくてはなりません．このことを時間性といいます．これを証明するには縦断研究[*6]が最適です．喫煙者群と非喫煙者群を追跡して，肺がんの罹患率を両群で比較するような典型的なコホート研究[*6]がそれにあたります．一方，症例対照研究[*6]も，過去の記録から曝露状況（原因）を活用できれば時間性は担保できます．しかし，横断研究[*6]では時間性が担保されない場合が多く，心筋梗塞の患者の血清コレステロール値は心筋梗塞でない人の値よりも低いというような因果の逆転を起こすことがあります．これは患者では治療によって値が下がったからです[*7]．

❷ 強固性

　強固性とは関連の強さを表す相対危険[*8]が大きいことです．関連の強さとして，相対危険が1.01〜1.50（負の関係のときは0.71〜0.99）を弱い関連，1.51〜3.00（0.41〜0.70）を中程度の関連，3.01以上（0.00〜0.40）を強い関連という目安があります[*9]．相対危険はコホート研究で得られ，また，症例対照研究のオッズ比はその近似として利用できます．

❸ 一致性

　一致性とは複数の疫学研究の結果が同じことをいいます．すなわち，同じ目的で，人，場所，時，方法が異なる研究において同様の結果が得られると，一致性があるといいます．たとえば，米国での白人の研究結果と日本人で結果が同じ場合に，一致性があると評価できます．

❹ 整合性

　整合性とは結果が既知の知識に矛盾しないことをいいます．たとえば，「血清コレステロール値が高値であることは心筋梗塞のリスクである」という疫学研究の結果は，近年の「日本人における血清コレステロール値の上昇」と「心筋梗塞の増加」という記述疫学的な特徴と一致しているので整合性があるといえます．

❺ 特異性

　特異性という語は，よく免疫学での抗原と抗体の関係，代謝学での基質と酵素の関係を表すのに用いられています．これと同じように，疫学においても，特異性とは原因と結果の関係が必要かつ十分条件を満たしていることです[*10]．結核菌の感染は結核の必要条件ですが，結核菌の感染者が全員結核を発症するわけではないので，必ずしも十分条件とはいえません．また，生活習慣病のように，ある要因が複数の疾患を発症させる場合や，複数の要因がある1つの疾患と関連する場合には特異性が低くなります．

[*6] **メモ**
縦断研究：対象者を，時間を追って観察する研究．コホート研究がその代表．
コホート研究：曝露群と非曝露群を追跡して疾患の罹患などを観察してその頻度を比較する研究．コホートは中世の騎馬隊に由来する．
症例対照研究（ケース・コントロール・スタディ）：症例（ケース）と対照（コントロール）における過去の曝露の状態を比較する研究．まれな疾患の場合に有効．コホート研究に比べて時間とコストがかからない．
横断研究：ある一時点における健康に関する状態の頻度と分布を明らかにする研究．

[*7] **注**　この例のように既存知識がある場合にはすぐに間違いに気づきますが，そうでないことが意外に多いので，横断研究の結果だけから因果関係を議論するのは危険です．

[*8] **補足**　相対危険とは，曝露群と非曝露群における帰結の発生頻度の比をいいます．「非喫煙者と比較して喫煙者では肺がんの発生頻度が4〜10倍高い」これが相対危険です．

[*9] **まとめ**　関連の強さ

	相対危険	
	正の関係	負の関係
弱い関連	1.01〜1.50	0.71〜0.99
中程度の関連	1.51〜3.00	0.41〜0.70
強い関連	3.01〜	0.00〜0.40

[*10] **メモ**　化学物質（たとえば一酸化炭素）による中毒などは必要条件（一定濃度以上の一酸化炭素への曝露があれば一酸化炭素中毒が発生する）と十分条件（一酸化炭素曝露によってのみ一酸化炭素中毒が発生する）を満たしていて，必要十分条件となります．

❻ 生物学的傾斜（量反応性）

曝露が増加すると疾患の発生頻度が高くなるなど，原因の程度とその結果が関連しているとき，この2者の間には「**生物学的傾斜（量反応性）がみられる**」といいます．「喫煙の本数と肺がん罹患の相対危険には正の相関がある」などがその例です．

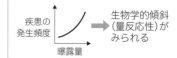

❼ 生物学的妥当性

生物学的な常識と矛盾がないことであり，研究結果が基礎医学から得られた疾患発症のメカニズムで無理なく説明できること（**生物学的妥当性**）が重要です．しかし，疾患メカニズムは解明されていないものが多く，疫学研究の知見が疾患メカニズム解明に思いもよらぬ手がかりを与えることもあります．

❽ 実験的証拠

実験的研究である介入研究で，要因を除去することによって疾患発生がなくなったり，介入することで疾患が改善したりすることや，動物実験で矛盾のない結果が得られることを**実験的証拠**といいます．後述する**ランダム化比較試験（randomized controlled trial: RCT）**は実験的疫学研究ですし，Snow の疫学研究における井戸のポンプはよく知られる実験的証拠です[*11].

❾ 類似性

類似性とは，原因がすでにわかっている類似疾患での結果と当該疾患研究で得られた結果がよく一致していることです．

D　根拠のレベル

1）科学的根拠のレベルの評価基準

EBM の根拠については，研究デザインによってその科学的根拠のレベルが格付けされています．評価する基準，根拠の格付けにはいくつかの手法が提案されていて，カナダの Task Force on the Periodic Health Examination（1979），アメリカの Clinical Preventive Services Task Force（1986）や Agency for Health Care Policy and Research（AHCPR）（1993）〔現 Agency for Health Care Research and Quality: AHRQ〕などによる評価の基準が代表的です．AHCPR による臨床医学研究の科学的根拠のレベルを表に示します．

*11 **メモ** 1848年のロンドンのコレラ禍の時に，Snow が疫学調査によってある井戸の水がコレラの危険因子になっていることを突き止め，そのポンプを止めたところ，コレラの新規発生が激減しました．コレラ菌が発見される30年前の話です．近代疫学研究の始まりとされています．

臨床医学研究の科学的根拠レベル（AHCPR）

Ia	システマティックレビュー／ランダム化比較試験のメタアナリシス
Ib	ランダム化比較試験
IIa	非ランダム化比較試験
IIb	その他のタイプの準実験的研究
III	観察研究（比較研究，相関研究，症例対照研究）
IV	専門委員会の報告や権威者の意見

格付け
高い
↓
低い

〔Agency for Health Care Policy and Research. Acute pain management: operative or medical procedures and trauma: clinical practice guideline（Publication No. AHCPR 92-0032）1992：107.〕

　最も信頼性の高い科学的根拠は因果関係を確定できる実験的な研究である**ランダム化比較試験（RCT）**[*12]であり，観察研究の格付けはその次になります．一方で権威者の意見や経験は科学的根拠としては最も低いレベルとされています．表では観察研究として比較研究，相関研究，症例対照研究があげられていますが，むしろ，観察研究としては，①コホート研究のような縦断研究，②症例対照研究，③横断研究があり，この順に根拠としてのレベルが低くなっていると表現する方が妥当でしょう．

2）システマティック・レビューとメタアナリシス

　システマティック・レビューとは医学文献データベースを用いて関連論文を体系的に収集し，その全体を評価して総括するもので，客観的な総括です．**メタアナリシス**は同じ手法を用いた研究をまとめて評価するもので，標本サイズを大きくすることで統計学的検出力を増加させたり，ある結果とその正反対の結果のどちらがより真であるかを検討したりすることができます．

　しかし，これらの信頼度が最高レベルの研究にも落とし穴があります．いずれも，雑誌に掲載された論文に基づく総括評価であるため，雑誌に掲載されなかった研究は対象になりません．一般に医学系雑誌は新しい知見や目的とする解析結果に有意差のあった研究が掲載されやすく，有意差がなかった研究などは雑誌に掲載されない傾向があります．これを**出版バイアス（publication bias）**といいます．また，雑誌の編集者の意向や研究費出資者（スポンサー）の意向に沿った選択的な研究発表など利益相反（conflict of interest: COI）による出版バイアスもあります[*13]．

3）予定どおりの研究実施の重要性

　信頼性の高い研究デザインであるRCTでも，厳密な計画でないも

[*12] **メモ**　観察研究では研究者は曝露も帰結もただ観察しているだけですが，介入研究では研究対象者の曝露状態を研究者が指定します（これを「割り付け」とよんでいます）．割り付けはランダム（無作為）に（たとえば，薬による治療と手術による治療をくじで割り付け，すべての対象者が同じ確率でどちらの群に入るかを決定します）行うのが最もよいとされ，このような研究をランダム化比較試験（RCT）とよんでいます．

[*13] **メモ**　出版バイアスを避けるために，医学雑誌編集者国際委員会の会員である11の雑誌（Journal of the American Medical Association（JAMA），New England Journal of Medicine（NEJM），Lancetなど）では公的な試験登録を雑誌掲載の条件としています．現在は，すべてのRCTによる臨床試験は患者登録の開始までに登録することになっています．

のや脱落者が多いものは信頼性が高いとはいえません．介入プログラム自体も十分吟味されたものでなければならず，独善的で効果があるかどうかわからないような独自の介入プログラムで安易に RCT を行うことは，そもそも倫理的に問題があります．

一方，症例対照研究やコホート研究などの観察研究は方法論が確立している研究であり，明確な目的に対して最適なデザインで行われた観察研究はバイアスが少なく，信頼性が高い研究となります．

研究の格付け以上に，厳密に立案された研究計画を計画どおりに実施することがとても重要なのです．

E 疫学や臨床疫学で使われる指標

疫学や臨床疫学では頻度に関する指標として有病率や罹患率などが用いられます．これらを用いるうえで，**割合**（proportion），**比**（ratio），**率**（rate）の違いを理解しておくことが必要です．

割合は全体の中で事象が占める大きさを表します．以下の表の帰結ありの割合は $a/(a+b)$ となります．ある一時点における帰結の割合は有病率であり，ある期間に発生した帰結の割合はリスク（risk）と表現します（率と混同しないように）．

2×2 表

	帰結あり	帰結なし	合計
曝露あり	a	c	$a+c$
曝露なし	b	d	$b+d$
合計	$a+b$	$c+d$	$a+b+c+d$

アルファベットは人数．

比は男女比のように異なる属性を比較したものであり，割り算で示します．帰結ありにおける曝露ありの曝露なしに対する比は，a/b となります．

割合と比の違いは，割合は分母に分子を含みますが，比はそうではないということです．

率[14]は疫学では特殊な概念で，一定期間における帰結の発生頻度であり，発生の速さを示します．罹患率や死亡率で用いられます．具体的には，分子はある期間の帰結の発生頻度で，分母はその期間の対象集団の数であり，対象集団の数×期間となり，率の次元は $1/$ 期間となります．また，分母には帰結が発生している者は含みません．

（山縣然太朗）

[14] **補足** 乳児死亡率は，分母が当該年に生まれた子どもであり，分子は当該年に死亡した乳児で，前年に生まれて当該年に死亡した乳児が含まれるため，「率」と名がついていますが，実際には比です．

● 02 ●

情報収集 (文献検索)

ここでは研究を開始する前の情報収集について説明します．事前の情報収集を十分に行わないと，すでに行われた研究や的外れな研究を行うことになるかもしれません．

A 情報収集の目的

　研究を始めるにあたっては，どのような対象について，何をどこまで明らかにするのかをはっきりさせる必要があります．そのためには，今までにそれらのことについてどれだけのことが明らかになっているのかを知る必要があります．

　保健医療の場における研究や疫学研究では，基礎科学研究などと違い，1度その結果が示されたからといって「すでに明らかである」とみなせない場合も多いものです．たとえば，喫煙者に肺がんが多い (喫煙は肺がんのリスクである) というようなことは，特定の集団について1度その事実が示されたからといって確定することではなく，様々な集団，様々な状況において，同様の事実が示されることによって確立していくものです．また，あなたの研究計画の中で，目的，対象集団の設定，調査方法や解析手法などにおいて欠かすことのできないことを落とさないようにするためにも，過去にどのような研究がどのように行われたかを知ることは必要です．

　したがって，大学などの研究機関でないとなかなか総合的な情報収集機能が備わっていないことも多いと思いますが，今，あなたが調べようとしていることが，過去にどれだけ，そしてどこまで行われてきたのかを知るために，できるだけの努力をする必要があります[*1]．

[*1] メモ　情報収集には「きりがない」という側面があるので，時間を消費し過ぎたり，疲れ切ってしまわないように，要領よく行う必要もあります．

B　情報の種類

1）論文

　論文には，大きく分けて原著（オリジナル）と総説（レビュー）とよばれる区分があります．原著は，著者の独自の資料や方法を用いて新規の結果を示すものです．総説は，ある分野やテーマについて原著などを引用して解説などを行うものです．総説の中には，**システマティック・レビュー**といって，後述する種々の2次資料を系統的に検索して，引用文献を偏りなく収集したことをうたっているものがあります．その場合には，使用した2次資料の名称，使用したキーワードや検索式，該当した文献の数，抄録などを読んで取捨選択したときの基準，原典を収集した文献の数，最終的に検討した文献数などの経過に関する記載があります[*2]．

2）教科書や単行本

　自分が研究しようとする領域の情報をまず体系的に学ぼうとするときには，教科書やよくまとめて書かれた単行本があれば，それを読むことが早道です[*3]．しかし，雑誌のような検索システムが整備されていないので，どのような教科書や単行本があるかを調べることはなかなかむずかしいものです．その領域の専門家に教えを請うのが最善でしょうが，専門家は研究論文には詳しくても，最新の教科書などには必ずしも詳しくない場合もあります．総合書店や学会会場での展示書籍などは現物を見ることができるのが最大の長所ですが，その書店の取り扱える本や在庫としてもっている本，売りたい本に偏っていることもしばしばです．窮余の策として，書籍の通信販売のウェブサイト[*4]で適当なキーワードで検索するというようなことをする場合もあります．教科書や単行本は企画されてから出版されるまでに普通はかなりの時間がかかるので，日進月歩の領域においては早く陳旧化します．特定のテーマについて勉強するのであれば，総説論文を読むことが有用な場合も多いです．

3）統計資料など

　人口動態統計（死因別死亡数，死亡率など）や国民健康・栄養調査などの保健衛生に関する政府統計資料は，厚生労働統計協会などの団体や，保健同人社や第一出版などの出版社から刊行されているほか，厚生労働省などの所轄官庁のウェブサイト[*5]から利用できることも多くなりました．これらは，そのままではなかなか使用しづらいところ

[*2]　**メモ**　その膨大な作業量に圧倒されることもしばしばです．

[*3]　**メモ**　精読しなくても，どのような項目について学ばなければならないかが手っ取り早くわかるだけでも役に立ちます．

[*4]　**補足**　**書籍横断検索システム**
http://book.tsuhankensaku.com/hon/
オンライン書店・古本屋の横断検索システムで，複数のオンライン書店から，本や古本の価格・在庫状況を一括検索できます．その他，通信販売の会社や大手の書店などのウェブサイトが数多くあります．

[*5]　**補足**
厚生労働統計一覧
http://www.mhlw.go.jp/toukei/itiran/index.html
政府統計の総合窓口
http://www.e-stat.go.jp

もありますが，生データとして重要なものです．

4）その他

　研究班などの報告書は速報性や詳しい状況を知るために有用な場合もありますが，研究結果についてはその研究について刊行された原著論文を確認することが原則です．新聞などの報道資料は，そのような事実があったことを示すために利用されることがあります．

C　情報の検索・収集

　自分の必要とする情報がどこにどのような形であるのかを検索して，そのありか（雑誌など）からその情報（論文など）を入手する段階です．今日ではインターネットが普及して両者が一体化し，2次資料や検索エンジンから検索結果の論文に直接アクセスすることや，論文などを掲載する雑誌や学協会などのウェブサイト[*6]での検索機能も充実しています．日常活動に関する研究では，ウェブ上の様々な非公式の資料から研究上のヒントを得ることも多いでしょう．ウェブ上の情報が玉石混淆であることはいうまでもないので，情報源や情報の選別には細心の注意が必要です．最近は，いわゆる「ハゲタカジャーナル」[*7]に注意する必要もあります．

1）2次資料や検索エンジン

　各種学術論文の書誌情報[*8]や抄録を系統的に検索できるデータベース（2次資料）には，PubMed（Medline などを含み，医学一般をカバーする），CINAHL（看護学とその関連領域），Scopus（さらに広い領域），医学中央雑誌（医中誌，日本の医学情報）などがあります[*9]．前3者は英文誌主体で，日本語も含めた非英文誌は，英文抄録がある場合にはある程度収載されていますが，英語で検索する必要があります．医中誌には，日本の医学関連雑誌の情報が学会発表の抄録などを含めて収載されています．Google Scholar は，学術資料に特化したGoogle の検索エンジンという趣きで，ウェブ上に公開されている様々な資料を提示してくれます．

　これらは無料のものが多いですが，有料の場合には団体であっても個人であってもある程度の負担となります．所属機関が購入していない場合には，近隣の研究機関で利用資格を取得するなど，何らかの解決策や工夫が必要です．

　2次資料を利用するときには，キーワードを用いて検索することが

*6　**メモ**　最近は各学会や学術団体，研究機関がウェブサイトを開設し，それぞれが発行する学会誌などの情報を発信しているので，それらを利用することも効果的でしょう．

日本医師会
http://www.med.or.jp
日本看護協会
http://www.nurse.or.jp
日本栄養士会
http://www.dietitian.or.jp
日本疫学会
http://jeaweb.jp/
日本公衆衛生学会
http://www.jsph.jp/
日本公衆衛生協会
http://www.jpha.or.jp/

*7　**メモ**　著者から高額の掲載料を得ることを主目的として，原稿をほとんど査読なしで掲載する，オンラインのみで発行されるオープンアクセスの電子ジャーナルの俗称です（英語では predatory journal）．高名なジャーナルに似た誌名のことがあります．論文の質が低いことが多いので要注意です．著者側から見ればお金さえ払えば掲載してくれるという側面がありますので，あえて利用する場合もあるようですが，研究者としての質や品位を疑われかねないので注意しましょう．

*8　**メモ**　書誌情報とは，著者，題名，書籍雑誌などの名称，巻・号・頁，発行年など，その資料を特定する情報のことです．

*9　**補足**
PubMed
http://www.ncbi.nlm.nih.gov/pubmed/
無料で抄録まで閲覧可能です．
CINAHL（Cumulative Index to Nursing and Allied Health Literature）
http://www.ebscohost.com/cinahl/
Scopus
http://www.scopus.com
医学中央雑誌
http://www.jamas.or.jp/
Google Scholar
http://scholar.google.co.jp/

基本となります．キーワードは，研究領域などに基づいて系統的・階層的に分類されて整理・登録された詳細なリストになっています[*10]．また，それ以外のフリーキーワードが付与されることもあります[*11]．したがって，検索する場合には，インデクシングで用いられているシソーラスやフリーキーワードを知ることが，検索漏れを防ぐ重要な条件となります．検索式はこれらのキーワードを「AND／OR」，「含む／含まない」などの論理記号でつないで成り立つ式で，実際のデータベースの検索条件となるものです．検索式を使って段階的に絞り込むなり広げるなりの手順で検索を進めていきます．1 語あるいは数語を入力することで関連するシソーラス用語やフリーキーワードを参照し，最もそれらしい検索式に変換して検索してくれるものもあります[*12]．このようなデータベースでは，以前ほどキーワードの選択に神経質にならなくても何とかなることも多いのですが，効率的かつ正確な検索を行うためには一定の知識と経験が必要です．使いこなすためには実際に使用された検索式を確認しておきましょう．

　検索を行うとき，関連する文献に使用されているキーワードを参考にして，できるだけいろいろなキーワードを使用する必要があります．自分の知っている文献が思ったように出てくるかどうかは簡単なチェックポイントです．検索で抽出される文献が少ないときには，本当に該当する文献が少ないとしても，キーワードを再考して関連する文献が広く検索されるように工夫する必要もあります．最近では，論文が引用された回数などを根拠に，重要な論文を上の方にリストアップするものがあり，便利な場合もありますが，検索エンジンの考える重要性が自分の必要性に合致していない場合には，かえって困惑します．

2）文献の収集

　書誌情報や抄録で必要と考えた文献は，現物を入手することになります．最近は電子ジャーナル化している雑誌も多く，ウェブ上で自由にアクセスでき，印刷やダウンロードが可能なオープンアクセスの論文も多くなっています．オープンアクセスでない論文や雑誌は，1 編ごとの購入や雑誌の購読をすることになり，個人では負担が大きくなりますので，購入契約をしている研究機関で利用資格を取得することが望ましいでしょう．施設外から VPN[*13] などを使用して電子ジャーナルにアクセス可能かどうかについてはその機関に問い合わせましょう．日本の文献であれば，論文など広い範囲の資料を J-STAGE[*14] で検索して入手することができます．「学術機関リポジトリ」[*15] として，その機関での成果をオンラインに登録して無償で利用可能なシステム

[*10] メモ　シソーラス（thesaurus）とよばれ，医学では MeSH（Medical Subject Headings）が代表的です．

[*11] メモ　この作業をインデクシング（indexing）とよびます．

[*12] メモ　たとえば PubMed がそうです．

[*13] 補足　VPN（virtual private network）
　インターネット接続時に，専用のソフトを用いて通信情報を暗号化することにより，自身と目的サイトの間の通信を，他のインターネット通信とは隔離された仮想の専用線を使用しているかのような接続状況とする通信方法です．
　電子ジャーナルへのアクセスが特定の施設内からの接続のみに許可されている場合に，当該施設の許可を受けた VPN を使用して施設外からアクセスすることにより，あたかもその施設内からアクセスしているかのような接続状況にすることができます．

[*14] 補足　J-STAGE（科学技術情報発信・流通総合システム）
https://www.jstage.jst.go.jp/static/pages/JstageOverview/-char/ja
　国立研究開発法人科学技術振興機構（JST）が運営し，国内の多くのジャーナルや会議録などの刊行物ができるだけオープンアクセスで公開されています．

[*15] 補足　学術機関リポジトリデータベース（IRDB）
https://irdb.nii.ac.jp/
　日本国内の学術機関リポジトリに登録されたコンテンツのメタデータを収集し，提供するデータベース・サービスです．検索用の統合窓口があります．

を導入しているところもあります．

　論文には DOI（digital object identifier）という，その論文を識別する唯一の文字列があります．検索エンジンなどにその文字列を入力すれば，直ちにその論文の所在情報などが表示されます．最近は，論文を同定するための書誌情報にこれを含めて示す場合も多くなっています．

　紙媒体だけで利用可能な論文や教科書，単行本などは，研究機関の図書施設やウェブ上の CiNii [*16] などでその所在を検索して，訪問可能な施設で複写したり，図書施設からの相互貸借システムによって入手したりします．場合によっては他施設からの現物借用が可能な場合もありますが，例外的と考えておいた方がよいでしょう．いずれも規定の利用料金や郵送料などが必要です．

[*16] 補足　**CiNii**
https://support.nii.ac.jp/ja
　「サイニィ」とよび，国立情報学研究所（NII）が運営するデータベース・サービスで，CiNii Research（研究資料），CiNii Books（大学図書館の所蔵図書・雑誌目録），CiNii Dissertations（博士論文の情報）からなります．

Ｄ　引用文献の利用

　自分の研究や関心のあるテーマに関する教科書や総説，原著論文など（以後「**元文献**」）に引用してある論文や資料（以後「**引用文献**」）を利用するときには，次の 2 点に注意することが必要です．

1）元文献の引用文献に偏りがないか確認する

　まず，元文献での引用文献が，そのテーマに関して普遍的に収集されたものかどうかに留意する必要があります．元文献の著者にとって都合のよいものばかりで，場合によっては当人の論文ばかりが引用されていることもあります．また，元文献の著者が引用文献について十分に調べ切れていなかったり，理解できていなかったりすることもあります．

　このようなことが疑われる場合にはもちろん，そうでない場合でも，元文献のキーワードなどを参考として前述の 2 次資料で検索を行い [*17]，その元文献に使用された引用文献以外にどのような文献が抽出されるかを確かめる必要があります．この方法は，その元文献の後に出版された文献も検索できるので，重要かつ有用です．

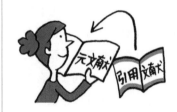

[*17] メモ　元文献に出てくるいろいろなキーワードやそれに関連する用語（と考えられるもの）を使ってみる必要があります．

2）引用文献は原典を読む（孫引きはしない！）

　次に，このようにして見つけた引用文献については，その原典を入手して目を通すことが絶対に必要です．元文献での引用記述をそのまま引用すること（いわゆる孫引き）は不可です．引用記述は，その元文献の著者にとって必要な部分のみを記述していることはもちろん，

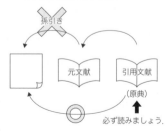

必ず読みましょう．

場合によってはその著者に都合のよい解釈で書いていることさえあります．そのために，引用文献の本来の目的やニュアンスから離れていて，引用文献の原典を読むと自分の論文への引用は無理だと思うこともあります．誤ったかたちでそのまま孫引きすることは引用文献の著者や読者への背信行為です[*18]．どうしても孫引きせざるをえないときには[*19]，元文献を明示してその記載であることがわかるようにすることが必要でしょう．

　文献の検索・収集についてはおおむねこのような手順になりますが，大学などの研究機関では文献検索・収集に関する設備やシステムが整っている一方，行政機関や民間の実務機関では不便であるという格差は厳然としてあります．利用料金なども，大学など以外は営利目的で利用する民間企業の研究機関と同列に扱われて，高額な設定を適用されることもあります．有料のシステムを個人で利用すると経済的な負担が大きくなるので，現状ではそのような設備やシステムの整った大学などの施設を利用できるように算段することがベストと思われます．

（小笹晃太郎）

[*18] **メモ**　引用文献の抄録のみが入手可能な場合に，その記載の範囲で引用することはやむをえないでしょう．ただし，抄録と論文全体の印象が異なることもあるので注意しましょう．

[*19] **メモ**　研究領域の嚆矢（こうし）となる古い論文や古い教科書，あるいは入手しづらい雑誌などの記述を引用する場合などに限りましょう．

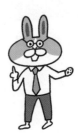

● 03 ●

研究における倫理的配慮

ここでは研究を行う際に必ず配慮しなければならない倫理に関することを説明します．人を対象とした研究では対象者の人権を保護しつつ，科学的に見ても正しい結果を出す必要があります．

A　なぜ倫理的配慮が必要なのか

人には基本的人権として，自分の身体や財産が守られる権利や，自己決定権（自分のことを自分で決めることができる権利）があります．同時に，科学の発展の恩恵に浴する権利があると考えられます．人々のそれらの権利を守るために，研究を行う際には倫理的配慮が必要となるのです．

第二次世界大戦のさなか，ナチス・ドイツや，中国における日本の731部隊などによって，捕虜などを対象とした非人道的な人体実験などが行われました．その反省に立って，1964年にヘルシンキ宣言が世界医師会総会で採択されました．その後何度も改訂されながら，人を対象とする生命科学・医学系研究の倫理原則として今もよりどころとなっています[*1]．患者・研究対象者の健康・幸福・権利を守ること，

*1 **補足**　その他の研究倫理の原則としては，1979年にアメリカの国家委員会が出した**ベルモント・レポート「研究対象者保護のための倫理原則と指針」**があります．尊重（respect），善行（beneficence），正義（justice）という3つの原則がまとめられています．シンプルな原則で，筆者は好きです．

📋 COLUMN

タスキギー研究

アメリカのアラバマ州タスキギーにおいて1972年までの40年間，黒人の梅毒の患者に対して，ペニシリンという治療薬ができたにもかかわらず，あえて治療を受けさせずに自然経過（疾病の自然史）を観察する研究を行ったという事件がありました．倫理的でない研究というと，有害な実験をしたり，個人情報を不適切に扱ったりということが思い浮かびますが，必要なことをしないというのも重大な倫理問題です．

このことを広げて考えると，ある問題の存在をわかっていながら適切に状況調査や対策をとらなかった場合，重大な倫理的問題であると考えられます．

動物実験の倫理

　この項では人を対象とする研究における倫理的配慮について述べています．同様に，動物を対象とする研究における倫理的配慮も重視されています．文部科学省，厚生労働省，環境省，農林水産省などからそれぞれ指針や基準が示されていて，それを遵守する必要があります．動物実験では Replacement（代替：倫理的問題の少ない代替手段を検討），Reduction（削減：使用動物数の削減），Refinement（改善：苦痛や飼育環境の改善）の 3R が重要であるとよくいわれます．

医学の進歩は人を対象とする研究に基づくものであること，社会的弱者の保護，研究倫理委員会での研究計画書の承認，インフォームド・コンセントなどが定められています．

　法律的に考えると，日本国憲法で基本的人権の保障がうたわれています．第 13 条に個人として尊重されること，生命・自由・幸福追求の権利が公共の福祉に反しない限り尊重されることが書かれています．また，第 25 条に健康で文化的な生活を営む権利が決められています．憲法には「プライバシー権」*2 という言葉は出てきませんが，これらの基本的人権の一部として，プライバシー権も有していると考えられます．

B　個人情報保護法

「個人情報の保護に関する法律」（以下，個人情報保護法）*3 では，個人情報について，利用目的による制限（目的外利用の禁止など）や，適正な取得（要配慮個人情報の取得方法など），第三者提供の制限，その他が定められていて，違反した場合の罰則も決められています．しかしながら，学術研究や公衆衛生の向上を目的とする場合などには，これらの規定について適用除外となっています．ただし，データ内容の正確性の確保，安全管理措置，漏えいの報告などは学術研究の場合でも適用となっています．

　この法律では個人情報の定義を「生存する個人に関する情報であって……当該情報に含まれる氏名，生年月日その他の記述等により特定の個人を識別することができるもの」や「個人識別符号が含まれるもの」としています．この定義では死亡した人の情報は個人情報ではないことになります．海外では，その原則のとおり死亡した人の情報が公開される例も多いですが，日本では一般的に死亡した人の情報も個

*2 　メモ　プライバシー権とは何でしょうか．昔は，そっとしておいてもらう権利と考えられていました．しかし，現在ではより広く，情報の自己決定権，つまり自分に関する情報がどのように扱われるかを自分で決める権利と考えられています．個人の秘密が守られる権利の他，自分の情報を見せてもらう権利やそれを正しく修正してもらう権利もプライバシー権に含まれます．

*3 　文献　個人情報保護委員会：法令・ガイドライン等
https://www.ppc.go.jp/personalinfo/legal/

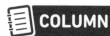

COLUMN

職員の学術研究のための個人情報ファイル

　個人情報保護法の第74条によると，「行政機関が個人情報ファイルを保有しようとするときは……あらかじめ，個人情報保護委員会に対し，次に掲げる事項を通知しなければならない」と定められています．ただし，その第2項に，「職員が学術研究の用に供するためその発意に基づき作成し，又は取得する個人情報ファイルであって，記録情報を専ら当該学術研究の目的のために利用するもの」については，その規定は適用しないこととなっています．行政機関の職員が学術研究を行うことを応援してくれているようで，この条文を見つけたときにはとてもうれしく思いました．

人情報に準じて厳重に扱われます[*4]．

　個人情報保護法では，いくつかの重要な言葉が定義されています．

　「要配慮個人情報」とは，病歴など，不当な差別や偏見などの不利益が生じないように配慮が必要な個人情報です．

　「仮名加工情報」とは，個人情報を削除したり，他の記号・番号に置き換えたりして，他の情報と照合しない限り特定の個人を識別することができないように個人情報を加工して得られる個人に関する情報です．

　「匿名加工情報」とは，個人情報を削除したり他の記号・番号に置き換えたりして，特定の個人を識別することができないように個人情報を加工して得られる個人に関する情報で，個人情報を復元することができないようにしたものです．単に名前などを削除するだけではなく，珍しい回答内容から誰の回答かがわかってしまうことがないように，特殊な技術を使ってデータの中身にも加工が行われたものです．

　仮名加工情報や匿名加工情報は，万一漏えいしても本人に不利益が及ぶおそれが少ないように加工が行われています．

Ｃ　人を対象とする生命科学・医学系研究に関する倫理指針

　学術研究について，個人情報保護法で適用除外となっている点があります．そこで，「人を対象とする生命科学・医学系研究に関する倫理指針」[*5, 6]（以下，倫理指針）などにより，研究を行う際に倫理的に必要な事項が定められています．

　この指針は，当初は「疫学研究に関する倫理指針」として策定され，時代の移り変わりの中で何度も改訂が行われてきました．この本で解説しているような研究を行う場合にはとても重要ですので，ぜひ，最

[*4]　**注**　しかし，たとえば古文書に書かれている江戸時代や平安時代に死亡した人の個人情報についてどう扱うべきかを考えると，公開しても差し支えないという考え方の方が常識的でしょう．
　一方で，近い祖先の遺伝子に関する情報などは，生存している血縁者と共通の部分がありますので配慮が必要です．

[*5]　**文献**　文部科学省：ライフサイエンスの広場　生命倫理・安全に対する取組
http://www.lifescience.mext.go.jp/bioethics/

[*6]　**文献**　厚生労働省：研究に関する指針について
https://www.mhlw.go.jp/stf/seisakunitsuite/bunya/hokabunya/kenkyujigyou/i-kenkyu/index.html

新の原文を読んでおきましょう.

　この倫理指針では，違反した場合の罰則は定められていませんが，国の研究費による研究の場合には研究費が取り消しとなったり，またそれ以外の研究でも社会的な非難を受けたりすることになると考えられますので，遵守する必要があります.

　この指針では，指針の対象となる研究の範囲が決められています.人を対象として，「傷病の成因」,「病態の理解」,「傷病の予防方法の改善又は有効性の検証」,「医療における診断方法及び治療方法の改善又は有効性の検証」を通じて，「国民の健康の保持増進又は患者の傷病からの回復若しくは生活の質の向上に資する知識を得ること」などを目的として実施される活動とされています.また，法律の規定に基づき実施される研究，個人に関する情報に該当しない既存の情報のみを用いる研究は対象となりません.

　ただし，研究と事業や教育との境目などははっきりせずグレーゾーンです.法律に基づく保健事業としてデータ分析を行う場合には，一般的に倫理指針の対象外であり，倫理審査などは不要だと考えられます.たとえば，健診を行って個々の受診者のデータを整理して結果を通知したり，実績報告や精度管理のために分析したりすることは研究ではないと考えられます.そのデータを使って地域診断を行ったり，どのような生活習慣の人で病気が多いかを分析して広報での啓発に使ったりする場合は，研究と保健事業の境目のグレーゾーンです.教育の一環としてデータ分析や調査を行う場合に，倫理指針の対象に含まれるかどうかもグレーゾーンで，大学など施設によって対応方法が異なるように思います.これらのグレーゾーンの部分については，その時代の状況や実施したいことの内容などによって，社会に許容される範囲を考えていく必要があるでしょう.

　倫理指針では，基本方針として，「社会的・学術的意義を有する研究を実施すること」「研究分野の特性に応じた科学的合理性を確保すること」「研究により得られる利益及び研究対象者への負担その他の不利益を比較考量すること」などが掲げられています.また，次の表のように「研究者等の基本的責務」がまとめられています.

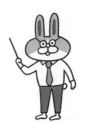

研究者等の基本的責務

1	研究対象者等 への配慮	(1)	研究対象者の生命・健康・人権を尊重する
		(2)	法令・指針等を遵守し，倫理審査委員会の審査・研究機関の長の許可を受けた研究計画書に従って研究を実施する
		(3)	原則としてあらかじめインフォームド・コンセントを受ける
		(4)	研究対象者等からの相談・問合せ・苦情等に適切かつ迅速に対応する
		(5)	知り得た情報を正当な理由なく漏らしてはならない
		(6)	地域住民等の固有の特質を明らかにする可能性のある研究を実施する場合には，地域住民等を対象に，研究について説明し理解を得るように努める
2	教育・研修		研究実施の前に，また継続して，教育・研修を受ける

（筆者による抜粋）

D　インフォームド・コンセント

　倫理的配慮の具体的な内容として最も重要なことは**インフォームド・コンセント（説明と同意）**です．これは研究対象者に対して自己決定権を保証することになります．

1）説明

　「説明」は，一般的にその研究の目的，方法，実施機関名，問い合わせ先などについて行います．特に，対象者に不利益が及ぶおそれがある場合には，そのことについてきちんと説明する必要があります．説明の方法としては，文書や口頭で行うことが多いですが，後述のようにウェブサイトへの掲載などによって行うこともあります．

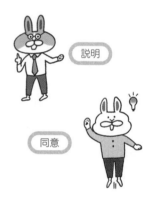

説明

同意

2）同意

　「同意」と聞くと「同意書に署名すること」と考える人がいるでしょうが，同意する内容の重要性に応じて，それ以外の方法もいろいろと

📋 COLUMN

守秘義務

　保健師助産師看護師法，理学療法士及び作業療法士法など，様々な保健医療専門職の根拠法令（身分法）には守秘義務の規定があります．しかし，医師法（歯科医師法），薬剤師法，また保健師助産師看護師法で助産師の守秘義務は記述されていません．実はこれらの古くからある職種については，刑法の中に守秘義務の規定があるのです．また，地方公務員法や医療法などにも秘密を守る義務が明記されていて，事務職や身分法に守秘義務が明記されていない職種にも適用されます．さらに，秘密を漏らした場合には，刑罰とは別に損害賠償請求などを受ける可能性もあります．

あります．たとえば，匿名のアンケートに回答してもらう場合，署名してもらうと匿名の意味がなくなってしまうので，同意の有無についてチェックをしてもらうなどの方法をとります．医療機関の診療情報を分析する研究を行う場合，研究に用いる旨をウェブサイトで公開して，拒否の申し出がない場合は同意があったとみなす方法も一般的です[*7].

一方で，薬物投与を行うなど，研究対象者の身体・精神に傷害や負担が生じる研究（侵襲を伴う研究）の場合には，文書によりインフォームド・コンセントを受ける必要があります．研究として介入を行う場合や，血液検体などの試料を用いる研究の場合なども，それぞれ必要なインフォームド・コンセントの方法が定められています．

3）代諾

未成年者や認知症患者・意識のない患者，死亡した人など，対象者本人から同意を得ることが困難な研究では，家族などによる代諾を得ることになります．なお，年長の子どもなど，一定の理解力がある場合には，本人にも理解してもらうことが好ましいと考えられます．そのような対象者が，理解力に応じたわかりやすい言葉で説明を受け，その研究について理解して，賛意を表すことをインフォームド・アセントといいます．

4）インフォームド・コンセントの簡略化

インフォームド・コンセントの手続きを簡略化することが，研究対象者の不利益とならないこと，簡略化しなければ研究の実施が困難であること，社会的に重要性が高い研究であることなどの要件を満たす

[*7] **メモ** 同意の方法は，オプトインとオプトアウトに整理することができます．オプトインとは，明確に同意が得られた場合のみ同意とみなし，同意か拒否か不明の場合は同意が得られなかったとみなす方法です．一方，オプトアウトは，明確に拒否の意思表示があった場合に同意が得られなかったとみなし，それ以外は同意が得られたとみなす方法です．研究の内容によって，この2つの方法が使い分けられています．

[*8] **補足** 無記名式であっても回収状況を把握できる裏技があります．無記名式の調査票と記名式の「私は回答しました」というハガキを配って，両方を別々に返してもらうのです．たまにハガキだけを返してくる人もいますが，だいたい正しく未回答者を把握することができます．

📋 COLUMN

記名調査と無記名調査

調査を行うときに，記名で行うか無記名で行うか悩むところです．追跡調査をしたいなど，他のデータと結合する必要がある場合には記名式にする必要があります．一方で，たとえば性生活に関する調査などは無記名式にする必要があるでしょう．また，無記名式の方が，万一情報が漏れた場合に回答者に実害を与えることが少ない点はすぐれています．

回収率を高くするためには無記名式の方がよいと考える人が多いですが，実は記名式にして未回答者に再依頼を行った方が最終的な回収率は高くなります[*8]．無記名式の方が倫理的によいと考える人もいますが，そのことで必要なデータと結合できなかったり，回収率が低くなって科学的に誤った結果が出てしまったりしたら，倫理的に問題があると考えられます．ケースバイケースで，悩みながら判断する必要があります．

場合には，簡略化を行うことができる場合があります.

　その場合には，研究について広報すること，事後的に説明を行うこと，また長期間にわたる場合には社会に周知されるように努めることなどが必要です.

　倫理指針に該当しない保健事業としての分析を行った場合にも，その結果について積極的に情報公開[*9]や広報を行うとよいでしょう. 保健事業の分析結果が広報誌に載っていると，それらの情報がそのような形で分析に使われることを住民や従業員などに理解してもらうことができます. そのことは「説明と同意」の「説明」にあたるものとしても重要だと考えられます.

[*9] 補足　情報の「公開」と「開示」をきちんと区別しましょう. 公開は情報を誰にでも見せること，開示は対象者本人など限られた人にのみ見せることです.

E　倫理審査

　倫理指針では，指針が適用される研究を実施しようとするときは，**研究計画書**を作成して，**倫理審査委員会**による審査を受けることになっています. 倫理審査委員会は，申請があった研究計画について倫理的および科学的観点から審査し，その結果に基づいて研究を行う各機関の長が実施の許可を行うことになります. 倫理審査委員会は大学や研究所の他，医療機関，自治体，学会でも設置しているところがあります. 自分の所属する施設に倫理審査委員会が設置されていない場合には，日本公衆衛生学会研究倫理審査委員会をはじめとした学会などの倫理審査委員会を利用するとよいでしょう.

　その他，地方自治体では個人情報保護に関する審議会などを設置しており，必要な場合にはその審議会などで審査を受けることになります.

COLUMN

臨床研究法，治験

　医薬品などを人に対して用いることにより，その有効性または安全性を明らかにする研究で，医薬品の製造販売業者から研究資金の提供を受けて実施する研究などは，特定臨床研究と呼ばれ，臨床研究法に基づいて研究が行われます. 一般の倫理審査委員会ではなく認定臨床研究審査委員会（CRB）での審査が必要となり，また規定に違反すると罰則があります.

　それとは別に，医薬品などの製造販売の承認申請のために効能・効果や副作用などのデータを集めることを治験といいます. こちらは，厚生労働省令で実施の基準が詳細に定められていて，治験審査委員会（IRB）での審査が行われます.

F 個人データの管理

「個人情報の保護に関する法律についてのガイドライン」に具体的なポイントが書かれています．個人データの管理においては，データ内容の正確性の確保，利用する必要がなくなったときの個人データの消去，個人データの漏えい（もれる）・滅失（なくなる）・毀損（こわれる）の防止やその他の安全管理措置，従業員の監督，委託先の監督が必要です．安全管理措置には，基本方針の策定，規律の整備，組織的・人的・物理的・技術的安全管理措置があります．

組織的安全管理措置としては，責任者の明確化を含めた組織体制の整備，規定やマニュアルの整備と規律に従った運用，漏えいなどの事案に対応する体制の整備などがあります．

人的安全管理措置としては，従業員の教育があります．

物理的安全管理措置としては，以下の①〜④などがあります．

①個人データを取り扱う場所の管理

②機器・USB メモリなどの電子媒体の盗難などの防止[*10]

③電子媒体を持ち運ぶ場合の漏えいなどの防止

④個人データの削除・機器や電子媒体などの廃棄[*11]

技術的安全管理としては，個人データが入っているパソコンや USB メモリにパスワードをかけておくなどのアクセス制御，ウイルス対策ソフトウェアの導入による外部からの不正アクセスの防止などがあります．

また，データの整理が終わって統計分析を行う際には個人情報は不要のことが多いので，個人情報が入っているファイルは鍵のかかる場所に厳重に保管して，別途，個人情報を削除したファイルで統計分析

[*10] 補足 車の中に個人情報を残して食事をしている間に車上荒らしにあって盗まれた場合，本来は被害者であるのに，盗まれた人が犯罪者のように非難されますので盗難されないようにする必要があります．また，小さい USB メモリは紛失しやすいため，ポータブルハードディスクを使うのもお勧めです．

[*11] メモ 電子媒体で，ファイルを消去して一覧に出ないようになっても，専門知識があればデータを復活できることがあります．ハードディスクなどを捨てるときには，データを完全に消去する専用ソフトを使用するのがよいでしょう．あるいは物理的に破壊するという方法もあります．

[*12] 文献 文部科学省：研究活動における不正行為への対応等
https://www.mext.go.jp/a_menu/jinzai/fusei/index.htm

[*13] 文献 日本小児科学会：二重投稿・二重出版 に関する判断基準と取り扱い
https://www.jpeds.or.jp/modules/publications/index.php?content_id=15

COLUMN

研究不正

研究不正[*12] には，ねつ造（存在しないデータ，研究結果などを作成すること），改ざん（研究資料・機器・過程を変更する操作を行い，データ，研究活動によって得られた結果などを真正でないものに加工すること），盗用（他の研究者のアイディア，分析・解析方法，データ，研究結果，論文または用語を，当該研究者の了解もしくは適切な表示なく流用すること）などがあります．

また，二重投稿（同じ原稿を 2 つ以上の雑誌に同時に投稿すること）[*13] も研究不正になります．さらに，オーサーシップ（共同発表者に誰の名前を記載するか）に関して研究不正となる場合もあります．共同発表者は，その研究に実際にかかわって，かつ論文などの最終原稿を確認する必要があります．

を行うのがよいでしょう．さらに，パソコンや USB メモリなどは突然壊れることも多いので，定期的にバックアップをとって安全な場所に保管しておくことも重要です．

Ｇ　利益相反の管理

利益相反（conflict of interest：COI）とは，研究の本来の目的を目指す立場と，別の立場や個人の利益が相反することをいいます．たとえば，企業からの研究費をもらって研究を行う場合，研究は本来科学的な真理を追究することが目的のはずですが，その企業に少しでも有利な結果を出したいという相反する気持ちも出てきます．

企業との共同研究などが推進されている現代において，利益相反があること自体は悪いことではありません．一方で，利益相反がある研究を発表する場合には，論文や学会発表などで利益相反を開示する必要があります．それによって，論文の読者などは，利益相反がある状態で行われた研究であること理解しながら，研究結果を利用できることになります．

（尾島俊之）

問題

次の文は正しいでしょうか，誤っているでしょうか．

① 人を対象とした実験は，倫理的に許されない．

② データを分析する際には，必ず対象者 1 人 1 人のインフォームド・コンセントを受けなければならない．

③ 調査研究における倫理的配慮として，インフォームド・コンセント，倫理審査，個人情報保護は重要である．

➡解答は 166 ページ

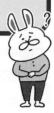

Ⅱ章

統計手法の基礎について勉強しよう

―Excel でできることを中心に―

Ⅱ章では統計手法の基本について解説します.

疫学研究や臨床研究を行うためには最低限度必要な事項です.

読んでわかるだけではなく,実際に使えるようにすることが必要でしょう.

疫学や統計学の専門家の指導を仰ぐ場合でも,この程度の知識は必要ですよ!

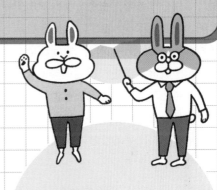

●01●

代表値，ばらつき

データには様々な種類があります．その種類に応じてとりまとめ方や統計の方法も変わってきます．ここでは研究などによって得られるデータがどのようなものか，どのように扱えばよいかを説明します．

A データの種類

保健医療の世界で扱うデータを，①**質的データ**[*1, 2]と，②**数量データ**[*3, 4]に分けて考えます．**サンプルデータ（ⅵページ）**で48人の性，年齢，身長，体重，血圧，家族歴を示しました．このうち，性と家族歴の有無が質的データで，他は数量データです．これらの<u>データの特性</u>を示す統計手法を，後述の統計学的推論（推定や検定など）の分析統計と対比して，**記述統計**とよんでいます[*5]．質的データではそれぞれの項目の数を計算し，全体に占める割合を提示します．これに対して数量データは平均などの代表値と，標準偏差などのばらつきで集団の特性を示します．

[*1] 補足 質的データをさらに順序尺度と名義尺度に分けることもありますが，解析方法にほとんど違いはなく，気にする必要はありません．

[*2] 補足 朝食で味噌汁を飲む頻度を尋ね，①ほとんど飲まない，②週に1回程度，③週に2〜4回，④週に5〜6回，⑤ほとんど毎日，としてデータを集めたとします．各選択肢の前に番号（①，②，…，⑤）がついているので，これを数量データとして扱い，平均や標準偏差を出すこともできますが，基本的には誤った解析方法です．

[*3] 補足 数量データも間隔尺度と比尺度とに分けますが，これも気にする必要はありません．

[*4] 補足 以下の**COLUMN**参照．

[*5] 補足 平均の出し方などは小学校の算数でも習います．一方，カイ2乗検定を習うのは早くても高等学校です．そのため，一見，分

📖 COLUMN

小数点以下の値の取り扱い

サンプルデータでは，身長（cm）や体重（kg）は整数で表記していますが，原則的にはさらに細かな小数点以下の値まで観察することも，ほとんど意味はありませんが，可能です．これに対して，これまでに産んだ子どもの数というのは，0，1，2，… と，整数の値しかとりません．しかしながら，「産んだ子どもの数の平均は1.6人」といった，現実にはない数値も出てきます．

2つの種類の数量データについて，その取り扱いの違いをあまり気にする必要はないでしょう．

B 質的データの記述統計

前述のとおり，質的データはそれぞれの構成割合で分布を表します．**サンプルデータ**の48人中，男は23人（48%[6]）です．これ以上の表現方法はありません．

サンプルデータでは4種類の家族歴の有無が示されています．高血圧，脳血管疾患，糖尿病，心疾患の家族歴をもつ人がそれぞれ22人，14人，16人，9人です．この場合の百分率を計算するときの分母も全体の数（＝48人）で，それぞれ46%，29%，33%，19%です．これを，家族歴の数の合計（＝22＋14＋16＋9＝61）を分母とし，それぞれ36%，23%，26%，15%とするのはどうでしょうか．百分率の合計が100%になって据わりがよいため，時々このような表記を見かけますが，これはあまり意味がなく，誤りです．重複があって百分率の合計が100%を超える（ここの例だと127%）場合には，気になるのであれば，「重複があるので百分率の合計は100%を超える」と記載すればよいのです[7]．

C 数量データの記述統計

数量データの特性は**代表値とばらつき**で表します．

1）代表値

代表値はその集団を代表する1つの値です．（算術）平均，幾何平均，中央値，最頻値などがあります．

❶ 平均（mean，average）
ミーン　　アベレージ

次の幾何平均と区別するために**算術平均**と表記することもありますが，通常は単に「平均」といえば算術平均を意味します．次の式で算出します．分子はすべての値の合計であることから，算術平均を**相加平均**ということもあります．

$$\bar{x} = \frac{\sum x}{n}$$

（$\sum x$はすべての値xの合計，nは標本サイズ[8]を表します）
Excelでは関数 **AVERAGE** を使います．

❷ 幾何平均（geometric mean）
ジオメトリック　ミーン

分布が，特に大きな値の方に裾を引いてゆがんでいる場合[9]には，算術平均では実態から少しずれた値が得られることがあります．生体由来のデータ（血圧，血液検査データなど）の多くはこのような分布

析統計の方が記述統計よりも高度そうに見えますが，まず，対象集団の特性を正確に示す，という記述統計の方が分析統計よりもずっと重要です．

[6] 補足　ここの百分率を小数点以下第1位まで表記すると47.9%です．日本人は百分率をこのように小数点以下第1位まで（**.*%）示すことが多いのですが，分子も分母も2桁ですので，有効数字の観点からは，得られた答えも有効数字は2桁（百分率だと整数）です．

[7] 注　四捨五入の関係で百分率の合計が100%になるべきところで，99.9%とか，100.1%となることもあります．この場合にも「これが分母ですよ」ということを示す意味で，100%（個々の百分率は小数点以下まで表記していても，この部分は整数表記）と記載します．

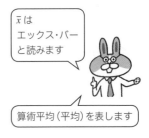

$\bar{x}$は
エックス・バー
と読みます

算術平均（平均）を表します

[8] メモ　**標本サイズ**
標本に含まれるデータの個数の総数

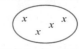

標本サイズnのx（各々の値）の集団の平均を$\bar{x}$とします．

[9] 補足　このような分布を示す場合です．

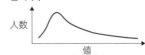

人数　　　　　　値

をしています．このような場合には幾何平均を用います．

　幾何平均はすべての値を掛け合わせ，これの n 乗根を計算して求めます．すべての値を掛け合わせることから，幾何平均を相乗平均ともいいます．幾何平均は，それぞれの値を対数変換し，この対数変換した数値の算術平均を求め，この算術平均値を指数変換して計算することもできます．

$$a = \frac{\sum \ln x}{n} \quad {}^{*10}$$

であるとき，幾何平均は次のようになります．

$$e^a \quad {}^{*10}$$

Excel では関数 GEOMEAN を用います[11]．

❸ 中央値 (median)

　数量データを昇順，または降順に並べ，その中央に位置する値を<u>中央値とします．</u>標本サイズが奇数のときにはちょうど真ん中に位置するものがあります[12]が，偶数だと中央にあたる数値がないので，中央の2つの値[13]の算術平均を計算して，中央値とします．**サンプルデータは** $n=48$ ですので，昇順，あるいは降順に並べて，上から24番目の値と25番目の値の算術平均を中央値とします．極端にはずれた（大きくても小さくても）値の影響を受けにくい代表値です．Excel では関数 MEDIAN を使います．

❹ 最頻値 (mode[14])

　最頻値は<u>最も出現頻度の高い値です．</u>代表値として最頻値のみを示すことはあまりありません．最頻値が存在しない場合や複数存在する場合がある，必ずしも集団を代表する値を示すものではない，などの理由からです．Excel では関数 MODE.SNGL もしくは MODE.MULT を使用します．

これは対数変換した数値の算術平均を求めて，それを指数変換する計算法です．

[10] **補足** ln, e 下記の COLUMN 参照．

[11] **補足** Excel の関数で，幾何平均が GEOMEAN ならば，算術平均は「ARIMEAN」，または「MEAN」でよさそうなものですが，こちらは AVERAGE を使っています．なお，英語の mean と average には意味の違いはありません．

[12] **メモ** 標準サイズ n が奇数のときは $\frac{n+1}{2}$ 番目の値が中央値となります．

1 3 ⑤ 7 9
中央値

[13] **メモ** n が偶数のとき

$\frac{n}{2}$ 番目　$\frac{n}{2}+1$ 番目
1 3 ⑤ ⑦ 9 12
$\frac{5+7}{2}=6 \rightarrow$ 中央値

[14] **補足** 「この秋のファッション界のモードは…」のモードと同じ意味です．

COLUMN

常用対数と自然対数

　高等学校の数学を思い出してもらいたいのですが，$1000=10^3$，したがって $\log_{10}1000=\log_{10}10^3=3$ でした．この場合，10を底（「そこ」ではなく「テイ」）といい，10を底とした対数（$\log_{10}X$）を常用対数とよびます．これに対して $e=2.71828\cdots$ を底とする対数（$\log_e X$）を自然対数とよび，$\ln X$ で表すことがあります．幾何平均を計算する場合には常用対数を用いても自然対数を用いても，同じ値が算出されます．なお，本文では自然対数を用いています．

　ここまでにとりあげた4つの代表値はどのように使い分けるので
しょうか．まずは代表値を示そうとしているデータの分布を確認して
ください．正規分布[*15]などの左右対称な分布なのか，それとも右（も
しくは左）に裾を引くような非対称な分布なのかを判断します．左右
対称な分布であれば，代表値としては算術平均がよいでしょう．後者
の場合は中央値の方が適しています[*16]．算術平均は，はずれ値（極端
に小さいもしくは大きい値）の影響を受けやすいためです．対数変換
すると正規分布に近くなるデータの場合は幾何平均を計算します．状
況に応じて4つの代表値を組み合わせて示すこともあります．

[*15] **補足** **正規分布**
下記の COLUMN 参照．

[*16] **メモ**

正規分布など（左右対称な分布）

算術平均を
用いる

非対称な分布

幾何平均や
中央値を用いる

2）ばらつき

　代表値は集団を代表する値ですが，ばらつきは個々の値が代表値を
中心としてどの程度散らばっているのかを示すものです．たとえば，

1　3　5　7　9　…◁ **a**

3　4　5　6　7　…◁ **b**

の2つのグループを比較すると，平均，幾何平均，中央値ともに5で
一緒ですが[*17]，個々の数値の散らばり具合が違い，◁**a**の方がばらつ
きが大きいことが直感的にはわかります．これを数値で表現するため
に，範囲，分散，標準偏差，四分位数，パーセンタイル値があります．

[*17] ◀ 最頻値が求められないのは，
理解できますよね．

❶ 範囲（range）
　　　　レンジ

　最大値と最小値を示せば，その集団のばらつきの程度がわかります．

📋 COLUMN

正規分布（normal distribution）

　統計学でしばしば出てくる，基本的な分布です．ガウス分布（Gaussian distribution）ともよばれています．日本
語では「正規に分布する」とはいいませんが，英語では "The serum choresterol levels in this population distributes
normally" のような表現をします．これは「正常に分布している」ではなく，「正規分布している」という意味です．

　正規分布は，t 分布や F 分布といった種々の分布の考え方の基礎になっているだけでなく，推定や検定などの
様々な場面でこの分布をもとにした方法が考案されています．左右対称に分布するため，平均，中央値，最
頻値が一致します．平均 ±1× 標準偏差内に全体の約 70％（正確には 68.26％），平均 ±2× 標準偏差内に全体
の約 95％（同 95.44％），平均 ±3× 標準偏差内に全体の約 99％（同 99.74％）が含まれます．

　受験でおなじみの偏差値は，個人の成績を平均 50，標準偏差 10 に換算した数値です．偏差値 60 は平均＋
標準偏差ですので，偏差値 40 から 60 の間に全体の 70％が含まれるとすれば，成績は上から 15％程度である，
と考えることができますが，あくまでも成績が正規分布していることが前提です．

あるいは最大値から最小値を引けば，1つの値として示すことができ，これを範囲とよんでいます．Excel では関数 MAX と MIN で最大値と最小値を求め，引き算を行います．わかりやすくて単純ですが，一般的には標本サイズ（n）が大きくなるほど大きくなるため，集団間の比較のために範囲を用いることはあまりありません．

❷ 分散（variance）<ruby>バリアンス</ruby>

個々の値と平均との差，

$$x_i - \bar{x}$$

はそれぞれの値のばらつきの程度を表します[18]．そうすると，この値の平均を求めれば全体のばらつきの程度が表示できそうですが，残念ながらそうはいきません．$\Sigma (x_i - \bar{x})$ は必ず 0 になるからです．そこで，この値の 2 乗値，すなわち

$$(x_i - \bar{x})^2$$

を計算し[19]，これの平均を求めます．

$$\sigma^2 = \frac{\Sigma (x_i - \bar{x})^2}{n} \quad \text{（分散）} \cdots \boxed{1}$$

これを**分散**とよび，ばらつきを示す 1 つの指標となります．Excel では関数 **VAR.P** を用います．

$\boxed{1}$ の分母を n ではなく（$n-1$）とすることもあります．

$$\sigma^2 = \frac{\Sigma (x_i - x)^2}{n-1}$$

*18 **注**　ここから先の話は，符号を無視しないでください．$x_i < \bar{x}$ であれば，$x_i - \bar{x}$ は負の値となります．

*19 **補足**　2 乗するので，負の値も含めてすべての値が正の値になります．

σ^2 は
シグマ2乗
と読みます

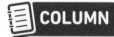
分散（不偏分散）を表します

📋 COLUMN

「幾何標準偏差」

　インターネット上，あるいは教科書でも，特に産業保健での作業環境測定結果などで，時々「幾何標準偏差」という用語を見かけます．幾何平均を求める場合と同様，観察する値を対数変換し，その対数変換した数値の標準偏差を求め，この標準偏差を指数変換してもとに戻したものを称しています．もとのデータが 1 桁か 2 桁（1〜99）であれば，標準偏差と同様の値となり，何となくよいようにも見えますが，1 未満，あるいは 3 桁以上だと大きく異なる値となります．同一の対象者の身長を cm と m で表した場合，算術平均，幾何平均，標準偏差は cm と m で同等の値（ただし，cm の方が 100 倍の値）となりますが，「幾何標準偏差」では単位にかかわらず等しい値になります．ちなみに，サンプルデータの身長を用いて cm と m で「幾何標準偏差」を計算すると，両者とも対数変換値の標準偏差は 0.0602 となり，「幾何標準偏差」は cm も m も 1.06 となります．このように「幾何標準偏差」は特殊な性質をもつので，一部の例外を除いては使わないようにしてください．なお，Excel には標準偏差や幾何平均の関数はありますが，「幾何標準偏差」の関数はありません．

これを**不偏分散**とよび, 観察した数値が母集団から抽出された標本と考えた際の, 母集団の分散の推定値です[20].

不偏分散は Excel では関数 **VAR.S** で求めます. また, 代表値として平均と一緒に使うことが一般的です.

❸ 標準偏差 (standard deviation)

数学的にはここで紹介する標準偏差よりも分散のほうが取り扱いやすいのですが, 分散は平均とディメンション (単位)[21] が異なる, という問題点があります. そこで分散の平方根を求め, これを**標準偏差**とよんでいます.

$$\sigma = \sqrt{\sigma^2} \quad (標準偏差)$$

集団の値が正規分布であれば, (平均±標準偏差) の間に全体の70%の個体が, (平均±2×標準偏差) の間に全体の95%の個体が含まれます.

不偏分散の平方根は母集団の標準偏差の推定値として用いますが, 「不偏標準偏差」という表現はあまり見かけません. Excel では関数 **STDEV.P** (分散の平方根) と **STDEV.S** (不偏分散の平方根) を用います[22, 23]. 通常は, 代表値に平均を用いた場合には, ばらつきには標準偏差を用います.

❹ 四分位数とパーセンタイル値

データ全体を順に並べ, 下から4分の1の値と4分の3の値をそれぞれ**第1四分位数, 第3四分位数**といいます[24]. これをもっと一般化して, 下から x パーセント目にあたる値を x **パーセンタイル値**といいます. 通常は5パーセンタイル値や95パーセンタイル値を示し, それぞれの値以下, あるいは以上の場合に問題があるかもしれないと考えることもあります. 第1四分位数は25パーセンタイル値, 第3四分位数は75パーセンタイル値です.

Excel では, 四分位数は関数 **QUARTILE.INC** もしくは **QUARTILE.EXC** を, パーセンタイル値は関数 **PERCENTILE.INC** もしくは **PERCENTILE.EXC** を用います. INC (inclusive) と EXC (exclusive) の使い分けについては, 通常は INC でよいでしょう.

(定金敦子)

[20] **補足** 標本サイズ n が大きければ, 分散も不偏分散も値としてはそれほど違いがなくなります. そこで, 不偏分散や不偏分散の平方根を単に, 分散, 標準偏差として示すこともありますが, 間違いではないでしょう.

[21] **補足** たとえば kg で表示した体重を扱う場合に, 平均のディメンションは kg ですが, 分散のディメンションは kg^2 です.

[22] **補足** 不偏分散をさらに n で割り, その値の平方根を求めたものを「(母集団の平均の) 標準誤差」といいます. (平均±1.96×標準誤差) が母集団の平均の95%信頼区間 (真の値が95%の確率で入る範囲) となります.

[23] **補足** 前ページの **COLUMN** 参照.

[24] **補足** したがって, 中央値は第2四分位数です.

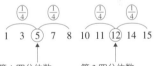

第1四分位数　　　　第3四分位数
(25パーセンタイル値)　(75パーセンタイル値)

5パーセンタイル値　95パーセンタイル値

問題があるかもしれないと考える

✍ 問題

サンプルデータで示した収縮期血圧以外の項目の記述統計を示してください. ➡解答は166ページ

● 02 ●

記述統計としての相関係数，1 次回帰，オッズ比

A 相関

1）相関とは

　記述統計とは，調査で得られたデータを平均値や標準偏差などを用いてわかりやすく示すことです．**相関**は，記述統計の 1 つの方法で，2 種類の数量データの関連性を示す方法です．例として，**サンプルデータ**から収縮期血圧と拡張期血圧の関連性について考えてみましょう．このとき，収縮期血圧が高い人ほど，拡張期血圧が高くなるのではないかと想像できますが，実際に散布図を書いて，視覚的に確認してみましょう．

　散布図とは，図 1 のように，縦軸と横軸の値を，1 人 1 人プロットしてできる図のことで，視覚的に 2 つの変数の分布を観察することができます．横軸は収縮期血圧，縦軸は拡張期血圧で，丸の 1 つ 1 つが，症例の数値を表します．

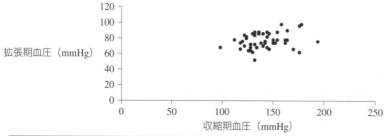

図1 収縮期血圧と拡張期血圧との関連

　Excel では，[**挿入**] で [**グラフ**] から [**散布図**] を選択すると作成できます．この図では，直感的に収縮期血圧が高い人ほど，拡張期血圧が高い傾向があることが読みとれます．さらに，この散布図から，収縮期血圧と拡張期血圧には，やや直線的な関係があるように思われます．具体的にそれを数値として表すとどのようになるでしょうか．こ

のような場合には，相関係数を算出し，関連性の強さについて検討することが有用です．Excelでは，**CORREL**という関数を用いますが，図1のデータでは，相関係数$r = 0.288$という結果が得られます．相関係数は以下のような式で計算することもできます．

$$相関係数\ r = \frac{\sum (x_i - \bar{x})(y_i - \bar{y})}{\sqrt{\sum (x_i - \bar{x})^2 \sum (y_i - \bar{y})^2}}$$

$$= \frac{(140 - 141.4)(70 - 76.6) + (134 - 141.4)(68 - 76.6) \cdots\cdots}{\sqrt{\{(140 - 141.4)^2 + \cdots\cdots\} \times \{(70 - 76.6)^2 + \cdots\cdots\}}}$$

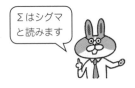

Σはシグマ
と読みます

ここで，x_iとy_iはそれぞれの症例のx（収縮期血圧）とy（拡張期血圧）の値のことで，iは1からすべての症例の数まで変化します．ここでは，48人のデータなので，0から48まで変化します．$\bar{x}$は，収縮期血圧の平均値で，$\bar{y}$は拡張期血圧の平均値を表します．

相関係数は，－1から＋1の値をとりますが，マイナスの値のときは，負の関連性があり（xが増加するとyが減少する），プラスの値のときは，正の関連性があることを意味します（xが増加するとyが増加する）．相関係数の絶対値の大きさは，2つの値の関連性の強さを表しています[1]．

もう1つ，Excelの［**データ分析**］機能を用いて，相関係数を算出する方法もあります．Excelを起動し，ファイルメニューで［**オプション**］をクリックすると［**アドイン**］という項目が出てきます．その中の［**分析ツール**］を選択し，［**OK**］をクリックすると，タブに［**データ分析**］という項目が出てきます．［**分析ツール**］として，［**ヒストグラム**］や［**相関**］［**t検定**］［**回帰分析**］など，様々な解析方法が選択できるようになっています．ここで，［**相関**］を選択し，入力範囲として，解析した収縮期血圧と拡張期血圧のすべての値を選択すると相関係数が算出できます．

このサンプルデータでは相関係数0.288で，収縮期血圧と拡張期血圧との間には，弱い相関があることが示されます．このとき，横軸はx（収縮期血圧），縦軸はy（拡張期血圧）で，横軸と縦軸が入れ替わったとしても，関係性が成り立ちます．

次に，図2をみてみましょう．サンプルデータを用いて，BMIと収縮期血圧との関連について，散布図を書いてみます．BMIと収縮期血圧との関連については，弱い正の関連があるように見えますが，相関係数は0.146と低値でした．

図2の矢印に注目してください．この症例は，他の症例と比べ，値が大きくはずれていることが観察されます．このような症例の値を**はずれ値**と呼びます．BMIが低値にもかかわらず，収縮期血圧が極端

[1]　**補足**　相関の強さの目安

相関係数	相関の強さ
0.7 以上	強い相関
0.4〜0.7	中等度の相関
0.2〜0.4	弱い相関
0.2 以下	無相関

に高いため，他の症例とは異なる特性を含んでいる可能性が考えられます．

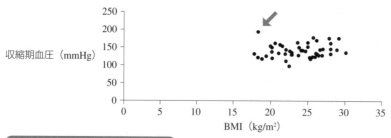

図2 BMIと収縮期血圧との関連

　このはずれ値を除外して，もう1度散布図を書いてみましょう．図3では相関係数 $r = 0.282$ となり，図2の場合よりもやや数値が高くなり，弱い関連があると示されました．相関係数を算出する際には，このように散布図を実際に作成し，視覚的に確認することが重要です．

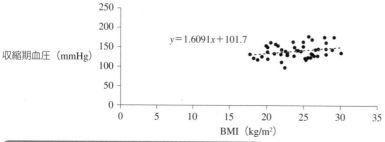

$y = 1.6091x + 101.7$

図3 BMIと収縮期血圧との関連（はずれ値を除外）

2) ピアソンの相関係数とスピアマンの相関係数

　相関係数には様々な種類があります．2つの変数の関連性について検討する際に，2つの変数が両方とも量的な変数で，かつ，それぞれのデータが正規分布する場合には，「ピアソンの（積率）相関係数」を用います．一方，変数が1番・2番・3番など，順序尺度のデータの場合や，データが正規分布していない場合には，「スピアマンの順位相関係数」を用います．

B 回帰

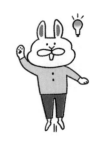

　図3において，横軸を x（BMI），縦軸を y（収縮期血圧）とすると，点線のような回帰直線 $y = 1.6091x + 101.7$ という1次方程式が示されます．BMIの値により，収縮期血圧の値が予測されるとき，予測さ

れるyを従属変数，予測に用いるxを独立変数といいます．このようにyを予測する分析方法を回帰分析といい，得られた式を1次回帰，1.6091を回帰係数といいます．

　図1の「相関」関係においては，x軸とy軸は相互に入れ替わっても，関連性は成り立ちます．一方，図3では，必ずxの値がアウトカムとしてのyという結果をもたらし，逆転することはありません．「相関」と「回帰」とはこの点で全く異なるので注意が必要です．循環動態を考えてみても，BMIが収縮期血圧を予測するのは理解できますが，収縮期血圧がBMIを規定するというのは，不自然ですね．

　では，この回帰式はどのようにして求められるでしょうか．図4のように，実際の個々のデータと回帰直線の差（残差）が，最も小さくなる場合の直線を求める方法（最小二乗法）を用います．

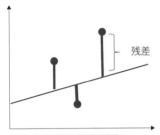

残差

$$回帰式：y = ax + b$$

$$a（回帰係数：傾き）= \frac{\sum (x_i - \bar{x})(y_i - \bar{y})}{\sum (x_i - \bar{x})^2}$$

$$b（切片）= \bar{y} - ax$$

図4　回帰式の求め方

　回帰式が求められると，xの値からyの値を予測することができ，非常に有用です．

C　オッズ比

　オッズとは，ある事象が起きる確率pと，その事象が起きない確率$(1 - p)$の比のことを意味しています．つまり，

$$オッズ = \frac{p}{1 - p}$$

となります．

　たとえば，症例対照研究において，過去の曝露状況からどのくらいの疾患が発生したかを考えてみます（次のa，b，c，dはそれぞれの症例の数）[2]．

*2　文献　中村好一．症例対照研究．基礎から学ぶ楽しい疫学．第4版．医学書院，2020:63-70.

	曝露	非曝露
症例群	a	b
対照群	c	d

$$症例群の曝露オッズ = \frac{\dfrac{a}{a+b}}{\dfrac{b}{a+b}} = \frac{a}{b}$$

$$対照群の曝露オッズ = \frac{\dfrac{c}{c+d}}{\dfrac{d}{c+d}} = \frac{c}{d}$$

$$オッズ比 = \frac{\dfrac{a}{b}}{\dfrac{c}{d}} = \frac{ad}{bc}$$

　曝露と疾病発生との関連性が高ければ，オッズ比は高くなります．ある事象の起こりやすさが2つの群で同じであれば，オッズ比＝1となります．オッズ比が1以上であれば，事象の起こりやすさはより高く，1未満であれば，むしろ予防的に働くということを意味します．オッズ比は，ロジスティック回帰分析などの多変量解析でよく用いられます．

　例を示します．地中海地域の小児におけるADHDの発症と伝統的な地中海の食事（比較的ヘルシーな食事）との関連についての研究があります[*3]．この研究では，ロジスティック回帰分析を用いて，交絡因子となる要因（年齢・性別）を考慮しても，地中海地方の食事を取り入れていない食事習慣を有している場合は，ADHD発症との関連性が高いと示されました（オッズ比7.07，95％信頼区間2.65-18.84）．この論文では他にも，野菜の消費が多い場合を1（reference）とすると，中程度しか消費しない場合ではオッズ比が1.60，ほとんど野菜を消費しない場合ではオッズ比が3.85と高くなり，野菜の摂取不足がADHDの発症とより高い関連性があることを示しています．

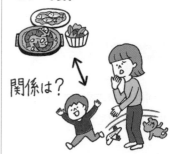

ヘルシーな食事

関係は？

ADHDの発症

[*3]　文献　Ríos-Hernández A, et al. The mediterranean diet and ADHD in children and adolescents. Pediatrics 2017;139:e20162027.

		Crude OR（95％CI）
Mediterranean diet score	High adherence	1（reference）
	Medium adherence	2.84（1.05-7.67）
	Low adherence	7.07（2.65-18.84）
Vegetable consumption	High	1（reference）
	Medium	1.60（0.68-4.13）
	Low	3.85（1.53-9.75）

　このように，オッズ比を算出することで，様々な要因と疾病発生との関連性を数値として評価することができます．

D　リスク比

　オッズ比に似ている言葉で**リスク比**というものがあります．リスク比は相対危険ともいわれ，危険因子に曝露した場合，曝露しなかった場合と比べて何倍疾病に罹患しやすくなるかということを示しています（a, b, c, d はそれぞれの症例の数）．

	疾病発生あり	疾病発生なし
曝露群	a	b
非曝露群	c	d

曝露群の罹患リスク ＝ $\dfrac{a}{a+b}$，　非曝露群の罹患リスク ＝ $\dfrac{c}{c+d}$

相対危険 ＝ $\dfrac{曝露群の罹患リスク}{非曝露群の罹患リスク}$ ＝ $\dfrac{\dfrac{a}{a+b}}{\dfrac{c}{c+d}}$

　実際に，次のような，喫煙と肺がん発生との研究結果を用いて考えてみましょう．「喫煙という曝露は，肺がん罹患にどのくらい関連しているのか」を，相対危険として算出してみましょう．

	肺がん罹患あり	肺がん罹患なし
喫煙群	80	40
非喫煙群	20	120

相対危険 ＝ $\dfrac{\dfrac{80}{80+40}}{\dfrac{20}{20+120}}$ ＝ **4.67**

　「喫煙による肺がんの罹患のリスクは4.7倍である」ということが示されました．前述のオッズ比では，相対危険と異なり，「○○倍」という表現はせず，あくまでオッズ比は数値そのものを取り扱います．つまり，ロジスティック回帰分析などのように，複数のオッズ比があったときに，その値が大きいあるいは小さいなどと評価します．

　相対危険の計算において，疾病の発生が非常にまれな場合（a と c が非常に小さい値），下記のようにオッズ比の値に近似されることになります．

相対危険 ＝ $\dfrac{\dfrac{a}{a+b}}{\dfrac{c}{c+d}}$ ＝ $\dfrac{\dfrac{a}{b}}{\dfrac{c}{d}}$ ＝ $\dfrac{ad}{bc}$ ＝**オッズ比**

（松原優里）

● 03 ●

統計学的推論（推定と検定）

　全数調査ができないほどサイズが大きな集団の一部分を取り出して調べて，そのデータから全体を推測するにはどのようにすればよいのでしょうか.

　統計学的に推測する方法には「推定」と「検定」という2つの方法があります．推定は「観察したい集団の値を推し量ること」で，検定は「2つの集団に差があるかないかを判断すること」です.

　ここでは，推定，検定にはどのような方法があるのか，そしてどのように行えばよいかを勉強しましょう.

A　推定と検定

　母集団（population）とは統計調査において標本抽出の母体となる集団であり，**標本**（sample）とは母集団をすべて調査することができないときに，母集団の一部について統計調査が行われ，このとき調査された一部の測定値の集まりと定義されます．一般に，私たちが用いるデータは標本，つまり，母集団の一部であることがほとんどです．標本から母集団について推測しようとするのが統計学推論とよばれるもので，実際の調査でよく用いられている手段です.

　具体的に，母集団と標本との関係とその意義を具体的に考えてみましょう．ある母集団の特徴などを評価する場合，母集団に属する対象すべてを調査すればその集団の特徴を明らかにできます．しかし，母集団がそれほど大きくなければ全数調査も可能ですが，非常に大きい場合ではすべての対象を調査することは困難です．そこで，母集団から実際に調査する標本を抽出（sampling）し，標本から得られた情報から母集団の状況を推測しようとします[*1]．つまり，標本を観察して得られた結果から母集団の実際の特徴を確率論的に推し量ることを**統計学的推定**（statistical estimation），特定の特徴が，標本と母集団とで異なる可能性が高いか否かを判断することを**統計学的検定**（statistical

[*1] **メモ**　国勢調査は日本の全国民が対象となりますが，厚生労働省が実施している国民健康・栄養調査は，無作為に標本を抽出し，その結果から日本国民の実態を推定しています.

test）とよびます.

統計学推論では，次の3つが重要な要件になります[*2, 3].

❶標本が母集団全体をよく代表していること

❷調査が正しく行われていること

❸母集団を推測する場合，妥当な推測方法を用いること

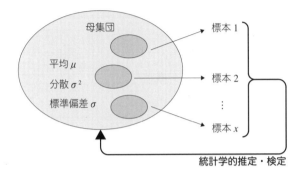

統計学的推定・検定

[*2] 補足 標本を抽出する際にこれらの条件が整わないと，偏った標本になってしまい，判断を誤ることがあるので注意が必要です.

[*3] 補足 抽出する際には，その標本が母集団の「縮図」のようなものでなければ，標本と母集団の間でずれ（偏り）が生じてしまいます. 偏りのない標本の抽出方法を，ランダムサンプリング（random sampling），または無作為抽出とよびます.

μ はミュー
σ はシグマ
と読みます

B 統計学的推定（statistical estimation）

冒頭で，母集団と標本との関連について紹介しました. 標本の情報から母集団の特徴を推し量る推定には, 点推定と区間推定があります.

1）点推定（point estimation）

点推定とは，調査した標本から得られたデータをそのまま母集団のデータとして推定する（あてはめてしまう）ことです. 喫煙と肺がんの発生に関する症例対照研究を例にすると，標本において曝露（喫煙）に対する疾病（肺がん）発生のオッズ比が3.51と観察された場合，母集団のオッズ比も3.51と推定することです.

まず，推定に必要な要素について確認しましょう.

推定には，各標本の平均（**標本平均** $\bar{x}$），各標本の分散の平均（**標本分散** s^2）および各標本の標準偏差の平均（**標本標準偏差** s）を求めておく必要があります.

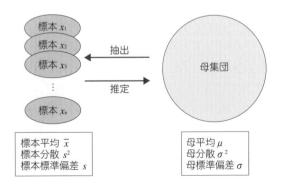

標本平均 $\bar{x}$
標本分散 s^2
標本標準偏差 s

母平均 μ
母分散 σ^2
母標準偏差 σ

分散とはデータの分布の広がり幅（ばらつき）をみる1つの尺度で，データの平均値との差（偏差）を2乗することで計算できます $[(\bar{x}-x_n)^2]$.

標準偏差は，分散と同じようにデータの分布を確認する際に用います. 分散の平方根をとることで求めるので，尺度としては平均と同じディメンション（単位）で評価することができます $[\sqrt{(\bar{x}-x_n)^2}]$.
〔詳しくは「01 代表値，ばらつき」（24ページ）参照〕

$\bar{x}$ は
エックス・バー
と読みます

それでは，母平均 μ を求めてみましょう．

　点推定では，標本平均を母平均にそのままあてはめてしまうので，各標本の平均から求めた平均が母平均 μ になります．つまり，n 個の標本のそれぞれの平均を $(x_1,\ x_2,\ \cdots,\ x_n)$ とすると，その総和を標本数 n で割ることで標本平均を求めることができます．

$$\text{標本平均}\quad \bar{x} = \frac{x_1 + x_2 + \cdots + x_n}{n} = \frac{\sum\limits_{i=1}^{n} x_i}{n} \fallingdotseq \text{母平均}\ \mu$$

　母分散 σ^2，母標準偏差 σ を求めるには，まず，標本分散 s^2，標本標準偏差 s を計算します．

$$\text{標本分散}\ s^2 = \frac{(x_1 - \bar{x})^2 + (x_2 - \bar{x})^2 + (x_3 - \bar{x})^2 + \cdots + (x_n - \bar{x})^2}{n} = \frac{\sum (x_i - \bar{x})^2}{n}$$

$$\text{標本標準偏差}\ s = \sqrt{\frac{(x_1 - \bar{x})^2 + (x_2 - \bar{x})^2 + (x_3 - \bar{x})^2 + \cdots + (x_n - \bar{x})^2}{n}} = \sqrt{\frac{\sum (x_i - \bar{x})^2}{n}}$$

　点推定では，母平均と同じように，標本分散や標本標準偏差を母分散や母標準偏差にあてはめます．

標本分散 $s^2 \fallingdotseq$ 母分散 σ^2

標本標準偏差 $s \fallingdotseq$ 母標準偏差 σ

　以上のような標本の情報から，次の図のように母集団の分布を推定することができます．

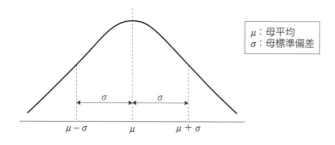

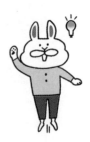

2) 区間推定 (interval estimation)

点推定では標本平均$\bar{x}$で母平均μを推定しました．しかし，推定には確率的に誤差が発生する可能性があるため，必ずしも$\bar{x}$とμが一致するとは限りません（むしろ一致しない場合がほとんどです）．つまり，実際は精密に推定しても，真の値から多少ずれてしまいます．

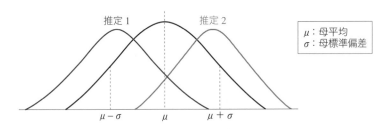

精密に推定しても誤差を生じる可能性があります．

しかし，μが$\bar{x}$に近い領域に存在する確率は高いと予想されます．そこで，母集団の平均μや分散σ^2が一定の確率で含まれる範囲を推定することを区間推定とよび，推定される区間は，「推定の誤差を考慮して，母平均μの入る確率pが事前に決められた水準$1-a$となる区間」と定義されます[*4]．つまり，一定の確率pで真の母平均μが存在する範囲を推定することです．一般にこの区間を信頼区間(confidence interval)とよび，Lを下限信頼限界(lower confidence limit)，Uを上限信頼限界(upper confidence limit)とよびます．つまり，

$L \leq$ 母平均$\mu \leq U$

という関係になります．**37ページ**の例において，オッズ比の点推定値は3.51ですが，区間推定値である95%信頼区間が1.92-3.69だった場合，「母集団のオッズ比は95%の確率でこの範囲に含まれると推測される」ことを意味しています．

それでは，正規分布に近似している母集団において，その母平均μの区間推定をしてみましょう．

母平均μ，母分散σ^2である正規分布母集団Nにおいて，標本数nによる標本平均$\bar{x}$をもとに，信頼度95%の区間推定を考えます．

$$\bar{x} - 1.96 \times \frac{\sigma}{\sqrt{n}} \leq 母平均\mu \leq \bar{x} + 1.96 \times \frac{\sigma}{\sqrt{n}}\text{[*5]}$$

[*4] **補足** つまり，$1-a$の確率でμが入っている範囲です．

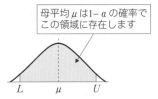

母平均μは$1-a$の確率でこの領域に存在します

「事前に決められた水準$1-a$」は，一般には0.95（95%）が用いられています（「**⑥統計学的検定**」を参照）．

[*5] **補足** 1.96というのはzとよばれる係数であり，

信頼度95%では1.96
信頼度99%では2.58

です．なお，zは成書などに付録として添付されている「正規分布表」から算出することができます．詳細は本書では省略します．

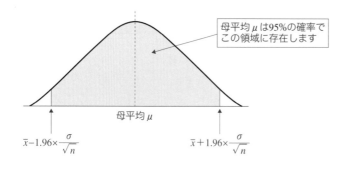

図中：母平均 μ は95%の確率でこの領域に存在します

母平均 μ

$\bar{x}-1.96\times\dfrac{\sigma}{\sqrt{n}}$　　　　$\bar{x}+1.96\times\dfrac{\sigma}{\sqrt{n}}$

　これまでは，母平均や母分散がすでにわかっていること（既知）を前提としていました．しかし，母平均または母分散が未知の場合はこの推定方法を用いることができません．その際は，異なる推定方法が必要になりますが，本書では詳細については省略します．

C 統計学的検定（statistical test）

1）帰無仮説，対立仮説の立て方と検定の流れ

　統計学的検定を行う際，もともと棄却されることが期待されている仮説を前もって設定することがあります．それは，帰無仮説（null hypotheses：H_0）とよばれるもので，なんともむなしい仮説といえます．まず，この帰無仮説を最初に提示し，次いでこの仮説を採択するか棄却するかを検定します．

> 　たとえば，喫煙者と非喫煙者の肺がんの危険率の比（オッズ比）[6] を検定したい場合，どのようにするのでしょうか．

　帰無仮説は「オッズ比 = 1.00（喫煙群と非喫煙群とで，肺がんのリスクが同等）」とし，帰無仮説のもとで観察された結果が起こる確率を検定します．**有意水準**α[7] を 0.05（5%）と設定した場合，この確率がその有意水準未満であれば帰無仮説は棄却され，その**対立仮説**（alternative hypotheses：H_1）である「オッズ比 ≠ 1.00（喫煙群と非喫煙群とで，肺がんのリスクは同等ではない）」が採択されます．この考え方は，背理法によく似ています．背理法では，「証明したいこと（差がある）」とは逆の「仮説（差がない）」をあらかじめ立てて推論し，「仮説」の矛盾を導き出し，この矛盾は「仮説」が誤っていることから生じていると考え，最終的に「証明したいこと（差がある）」が正しいと説明する方法です．

　検定の流れをまとめます．

[6] **メモ　オッズとオッズ比**
　オッズとは，事象が起こる確率を事象が起こらない確率で割ったものです．よく競馬で用いられますが，ある馬が勝つ確率を負ける確率で割ったものがオッズです．
　今回の例では，肺がんになる確率を肺がんにならない確率で割ったものがオッズです．非喫煙者と喫煙者でそれぞれオッズを求め，それらの比を算出したものがオッズ比です．

[7] **補足　有意水準**とは帰無仮説 H_0 を採択するか棄却するかを判断する基準です．有意水準 a = 0.01（1%）のこともありますが，0.05（5%）とするのが一般的です．

①帰無仮説 H_0（2 群間に差がない）と対立仮説 H_1（2 群間に差がある）を設定します.

②有意水準 a を設定します.

③標本データから検定に必要な検定統計量 T[*8] を求めます.

④客観的判断を行います. 客観的判断を行う際に, 次の 2 つの方法があります.

(1)標本のデータの検定統計量 T から p_0 値[*9]を算出し, ②で設定した有意水準 a と比較します.

$p_0 < a \Rightarrow H_0$ が棄却できる　⇒ 対立仮説 H_1 を採択する
$p_0 \geqq a \Rightarrow H_0$ が棄却できない ⇒ 帰無仮説 H_0 を採択する

(2)有意水準 a によって決まる有意点 T_0 を算出し, 検定統計量 T と比較します.

$|T| > T_0 \Rightarrow H_0$ が棄却できる　⇒ 対立仮説 H_1 を採択する
$|T| \leqq T_0 \Rightarrow H_0$ が棄却できない ⇒ 帰無仮説 H_0 を採択する

[*8] 補足 **検定統計量**とは, 仮説の検定に必要な情報の要約です.

$$T = \frac{\bar{x} - \mu}{\frac{\sigma}{\sqrt{n}}}$$

によって算出することができます. この T が分布図の $100(1-a)$ 信頼区間に含まれていれば採択され, 含まれていなければ棄却されます（**43ページ**上部の図）.

[*9] 補足 検定統計量から求める p 値を p_0 値と表記しています. p 値は**危険率**ともよばれ,「その状況（事象）が起こる確率」と定義されます. この場合, 帰無仮説のもとで, 標本から得られた結果が起こる確率を指します.

統計学的検定には, このように大きく 4 つのステップがあります. それぞれのステップについて詳しく説明します.

①帰無仮説 H_0 と対立仮説 H_1 を設定します.

最初に, 棄却されることが期待されている帰無仮説 H_0 を設定し, そのうえで期待どおりに H_0 が棄却された後に採択される H_1（実はこれが本来期待している仮説）を設定します. ここで注意しなければならないのは, 帰無仮説 H_0 の立て方には 2 つあることです.

(1) H_0：母平均（μ_1）と母平均（μ_2）に差がない（$\mu_1 = \mu_2$）

たとえば, 健診の血圧値について A 市と B 市での測定値に差があるかを検定しようとします. その際, A 市の測定値が B 市の測定値より大きい場合もあれば小さい場合もあります. したがって, 両市の測定値に差がない（母平均は等しい：$\mu_1 = \mu_2$）を帰無仮説 H_0 とします. そうすると, 対立仮説 H_1 は, 両市の測定値に差がある（母平均は等しくない：$\mu_1 \neq \mu_2$）となります[*10].

(2) H_0：母平均（μ_1）は母平均（μ_2）より大きい（$\mu_1 \geqq \mu_2$）

糖尿病患者における経口血糖降下薬の有効性を検定する例を考えてみましょう. 治療薬を処方された「介入群」の血糖値の母平均（μ_1）とプラセボを投与されている「コントロール群」の血糖値の母平均（μ_2）を比較する場合, 介入群の血糖値がプラセボ群の血糖値

[*10] 補足 このような仮説検定を「**両側検定**」とよびます. **43ペー**ジで説明します.

を上回ることは一般的に考えづらいです．そのため，この例では「介入群の母平均（μ_1）はコントロール群の母平均（μ_2）と同じか大きい（$\mu_1 \geqq \mu_2$）」という帰無仮説 H_0 を設定し，対立仮説 H_1 は，「介入群の母平均（μ_1）はコントロール群の母平均（μ_2）より小さい（$\mu_1 < \mu_2$）」となります[*11].

②有意水準を設定します．

これまでも何度か，有意水準 α が出てきました．有意水準 α は仮説を棄却するか採択するかを客観的に判断するうえで非常に重要で，一般的に 0.05（5%）あるいは 0.01（1%）が用いられます．

③標本データから検定に必要な検定統計量 T を求めます．

検定統計量とは仮説の検定に必要な情報の要約です．まず，標本平均（$\bar{x}$），母平均（μ），母標準偏差（σ）および標本数（n）を確認し，

$$T（検定統計量）= \frac{\bar{x} - \mu}{\frac{\sigma}{\sqrt{n}}}$$

によって算出します．

④客観的判断を行います．

帰無仮説 H_0 が棄却できるか採択されてしまうかを客観的に判断する際に，検定統計量の分布が重要です．検定統計量は一般に次ページ中央部の両側検定の図のような分布を示します．③で得られた検定統計量が分布図における棄却域[*12] に入っているか入っていないかを確認し，帰無仮説 H_0 が棄却できるか否かを判断します．

さて，判断方法については 2 つあります．

(1)③で求めた検定統計量 T に相当する p_0 値を算出し，②で設定した有意水準 α と比較します．もし，p_0 値が有意水準 α 以上であれば（$p_0 \geqq \alpha$），帰無仮説 H_0 のもとで標本から得られた結果が起こる確率が非常に小さいとは言い切れないので，帰無仮説 H_0 が採択されます．一方，p_0 値が有意水準 α 未満であれば（$p_0 < \alpha$），H_0 を棄却できるので，対立仮説 H_1 が採択されます．

(2)②で設定した有意水準 α に相当する有意点 T_0 を求め，③で算出した検定統計量 T との関係を比較します[*13]．検定統計量 T が棄却域にあれば帰無仮説 H_0 は棄却され，対立仮説 H_1 が採択されます．一方，検定統計量 T が**採択域**にあれば帰無仮説 H_0 が採択されてしまいます．この方法では，分布図上で有意水準 α をもとにした棄却域を設けることができるのでわかりやすいかもしれません．

[*11] 補足　このような仮説検定を「片側検定」とよびます．次ページで説明します．

[*12] 補足　**棄却域**とは，分布図上でその事象を認める確率が極めて小さいために，統計学的にその仮説の棄却が許される領域を指します．なお，これらの説明は「両側検定」をもとに進めています．

[*13] 補足　両側検定では，$\alpha = 0.05$ に相当する有意点は ±1.96，$\alpha = 0.01$ に相当する有意点は ±2.58 です．

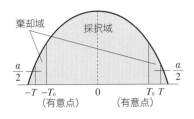

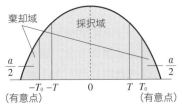

検定統計量 T に対応する $p_0 <$ 有意水準 a の場合（$|T| > T_0$）

検定統計量 T に対応する $p_0 \geq$ 有意水準 a の場合（$|T| \leq T_0$）

検定統計量 T は棄却域に存在する

検定統計量 T は採択域に存在する

2) 両側検定と片側検定

　検定のところで，棄却と採択について学習してきました．復習になりますが，棄却域と採択域の関係は次の図のように 2 つ考えられます．棄却域を左右両端に設定する**両側検定（two-side test）**と右あるいは左の片方にしか設定しない**片側検定（one-side test）**があります[*14].

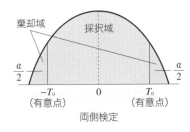

両側検定

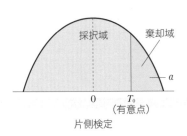

片側検定

3) 過誤

　今まで学習してきた一連の統計学的検定における判断には誤りが生じる可能性があり，**過誤（error）**とよばれています．さらに過誤には 2 種類あります．

❶ 第 1 種の過誤（α エラー）

　帰無仮説 H_0 が正しいにもかかわらず H_0 を棄却してしまう誤りです．前述の例を参考にすると，「オッズ比 ＝ 1.00（喫煙群と非喫煙群とで，肺がんの危険率が同等）」が正しいのに，「オッズ比 ≠ 1.00（喫煙群と非喫煙群とで，肺がんの危険率が同等ではない）」と判断してしまうことを示しています．この過誤が発生する確率 a は，有意水準に一致します．

*14 **補足 両側検定か片側検定か**

　一般には両側検定を用いる場合が多いです．2 群間に差があっても，A 群に対して B 群の方が少ない場合もあれば多い場合もあります．したがって，両方の可能性を考慮して検定します．

　一方，喫煙者では非喫煙者と比較してがんの発生が多いなど，一方の群にその変数が偏ることが明らかな場合には片側検定が用いられます．しかし，このようなケースはまれであり，また，この例においても異論がある場合があるので，やはり，ほとんどの場合，両側検定が用いられます．

❷ 第2種の過誤（βエラー）

　帰無仮説 H_0 が正しくないにもかかわらず H_0 を棄却しない誤りです．つまり，「オッズ比 = 1.00（喫煙群と非喫煙群とで，肺がんの危険率が同等）」が正しくないのに，正しいと判断してしまうことを示しています．この過誤が発生する確率 β に対し，正しい判断がなされる確率（$1-\beta$）は検出力（power）とよばれ，標本サイズ（sample size）を計算したり検定方式のよさを比較したりする際に用いられます．

	帰無仮説 H_0 を採択	対立仮説 H_1 を採択
	喫煙群と非喫煙群とで，肺がんの危険率が同等である	喫煙群と非喫煙群とで，肺がんの危険率が同等ではない
H_0 が正しい	正しい判断 $1-\alpha$	誤った判断（第1種の過誤） α
H_1 が正しい	誤った判断（第2種の過誤） β	正しい判断 $1-\beta$（検出力）

［文献］
・柳川　洋（編）．医療・保健のための臨床統計．診断と治療社，2001．
・石村貞夫：統計解析のはなし．東京図書，1998．
・Petrie A, et al（著），吉田勝美（監訳）：一目でわかる医科統計学．メディカル・サイエンス・インターナショナル，2006．
・加納克己，他．基礎医学統計学．南江堂，2005．
・縄田和満．Excel による統計入門．朝倉書店，2000．

（横川博英）

問題

　ペットボトルにジュースを分注する機械の精度の検定を頼まれました．この分注機は，平均 500 mL，標準偏差は 10 mL になるように調整されていました．実際に，ジュースが分注されたペットボトル100本を無作為に抽出したところ，平均 502 mL でした．この機械は調整どおりに分注できていたといえるでしょうか？　有意水準 $\alpha = 0.05$ として検定してください．

➡解答は168ページ

● 04 ●

平均の差（推定と検定）

ここでは，身長や体重，血圧といった数量データの比較，特に2つの集団における数量データの比較について説明します．

また，前節で述べられていますが，データを比較する際には推定と検定が用いられます．ここでは数量データについて，推定と検定の方法を説明します．特に t 検定は重要です．

Ａ 平均の差における推定

まず，平均の推定について説明します．推定とは「観察したいものの値を推し量ること」ですが，数量データの場合に観察したいものはどのような形で表現されているのでしょうか？

「01　代表値，ばらつき」（24ページ）で述べられたように，数量データにおいては，平均などの代表値と標準偏差などのばらつきで集団の特性が示されます．ここでは，代表値として平均を用いる場合，つまり観察されているものが正規分布[*1]となっている場合について説明します[*2]．

1）母平均と標本平均

一般的に私たちが用いるデータは，その集団が属している，もっと大きな集団におけるデータの集合の一部となっています．この大きなデータのことを統計学では母集団とよびます．実際に私たちが用いるデータはそのほんの一部ですが，統計学では，母集団から無作為に抽出されている[*3]と考えます．

このように得られた任意の N 個のデータの平均を**標本平均**とよび，大きな母集団の平均を**母平均**とよびます[*4]．

たとえば，日本人の40歳男性100人の体重を測定した場合に，その体重の平均値は標本平均であり，一方，日本人の40歳男性全員の体重の平均が母平均となるわけです．

なお，3つ以上の集団で数量データを比較する場合については，Ⅲ章の「05　分散分析，共分散分析，共分散構造分析」（101ページ）を参照してください．

[*1] 補足　正規分布
27ページのCOLUMN参照．

[*2] 補足　正規分布は左右対称の分布なので，通常は平均を代表値として使用します．分布が高い値の方に尾を引いているような場合（血清LDLコレステロール値など生体の計測値はこのような分布をすることが多い）には，幾何平均を用いた方がよい場合もありますし，中央値の方がよいこともあります．

[*3] 補足　「無作為に抽出されている」ということが意味するのは，標本ごとに偏りがないということであり，標本が母集団と同じような特徴をもつということです．

[*4] 補足　母集団，標本の詳細は，「03　統計学的推論（推定と検定）」（36ページ）参照．

では，例を用いてこの2つの関係を実際に考えてみましょう．

［例］ある地域における日本人の40歳男性100人の体重を測定した場合，①のような分布となり，別の地域で日本人の40歳男性100人の体重を測定した場合には，②のような分布となりました．

①ある地域の体重分布
（日本人，40歳男性100人）

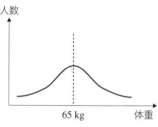

②別の地域の体重分布
（日本人，40歳男性100人）

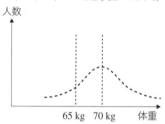

説明を簡略化するために，これらは完全な正規分布で，分布の頂点が平均（標本平均）になっていると仮定します[*5, 6]．

さて，ここで100人でなく1,000人の体重を測定した場合，その分布はどのようになるでしょうか？

体重はその下限と上限はあまり大きく変わらないので，測定者の数を増やしたところで，範囲（レンジ）が極端に大きくなることはありません．たとえば40kgだった下限が35kg，120kgだった上限が130kgとなるくらいでしょう．一方，平均はどのように変化するでしょうか？　これまた，あまり大きく変わることはありません．①では②の分布に比べて左側，②では①の右側に分布の頂点（平均）がありましたが，その間に分布の頂点が存在しそうなことは，容易に想像できると思います．

そして，10,000人，100,000人と調査対象を増やした場合，その分布の頂点はどうなっていくでしょうか？

ここで，実際に全員を測定することは不可能ですが，もし測定できたとして，100人ずつ測定した2つの分布と，1,000人，10,000人を測定した場合の分布，そして，全体の分布との関係は次の図のようになります．標本サイズが大きくなればなるほど，標本平均は母平均に近づくわけです．これを**大数の法則**[*7]とよびます．

*5　補足　正規分布でない場合には，頂点が平均値にならず，前述のように，代表値として中央値を用いることが多くなります．

*6　補足　あくまでも，ここでは例として40歳男性の集団を想定しているので，数値については大まかに捉えてください．

*7　補足　「中心極限定理」とは異なることに注意してください．中心極限定理は標本平均と真の平均との誤差を論じるものであり，「母集団の分布がどんな分布であっても，その誤差は標本サイズを大きくしたとき，近似的に正規分布に従う」というものです．

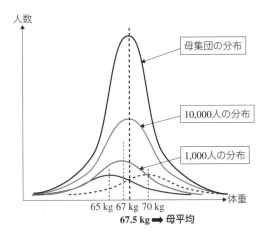

2）母平均の推定の実際

　では，標本サイズを大きくしなければ，母平均の推定はできないのでしょうか？

　日本人の 40 歳男性は 786,883 人（2020 年国勢調査）いるので，前述のような 100 人の測定を約 7,800 回行えば，理論上，完全な母平均を算出することが可能です．しかし，全員の体重を測定して母平均を出さなくても，100 人の体重を測定するだけで母平均の推定は行えます[8]．

　実際に母平均を推定する際には，「ある標本平均の範囲に，母平均がどの程度含まれているのか」という区間推定を行います．次の図のような場合では，標本平均の 95 ％信頼区間が母平均を含んでいることになり，標本平均（ここでは仮に 65 kg とします）が母平均の区間推定に含まれます．

[8] **補足**　どんな調査でも全数を把握すれば，その集団の特徴を確実につかむことが可能ですが，それは不可能なことが多いので，統計学の手法を用いて，全体の中の一部のデータから，できるだけ全体の姿を表そうとしているのです．

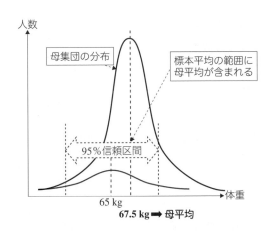

一方，次の図のような場合では標本平均の95％信頼区間が母平均を含まないことになり，標本平均（ここでは仮に45 kgとします）が，母平均の区間推定に含まれないことになります．

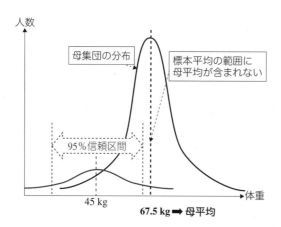

次に，母平均の推定について，計算式を簡単に示します．

まず，母平均の推定値として，標本平均を使います．次に，標本平均の分布の分散の推定値として，母集団の分散である母分散を標本サイズで割ったものを使います．ここで，母分散が明らかになっていない場合は，不偏分散で推定します．まとめると次のようになります．

$$標本平均の分散 = \frac{母分散}{標本サイズ} = \frac{不偏分散}{標本サイズ}$$

$$標本平均の標準偏差（標本標準誤差^{*9}） = \frac{不偏分散}{標本サイズ}\ の平方根$$

以上により，母平均の信頼区間を求めることができます．

$$母平均の信頼区間 = 標本平均 \pm t \times 標本標準誤差$$

このとき t は信頼区間の分布の面積が95％になるような数値です[*10]．この t の具体的な値を決めるために，自由度（ここでは標本サイズ−1）と推定したい信頼区間から決定される t 分布[*11]を用います．標本サイズが十分大きいとき，t 分布は正規分布に近似すると考えることができ，95％信頼区間算出の際には $t = 1.96$ となります．

1つ1つの値の計算については，「**01　代表値，ばらつき**」（**24ペー**
ジ）で述べられていますので，参照してください．

3）平均の差の推定

さて，前置きが長くなりましたが，ここでの主題である2群におけ

---

*9　補足　**標本標準誤差**
　無作為の標本調査により推定された平均（標本平均）が，母平均からどのくらい離れているかという幅を示す数値です．

*10　メモ　次の図のような関係です．

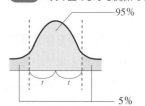

*11　補足　特定の確率と自由度で t 値は決定します．統計学の教科書には分布表が巻末に掲載されているものもありますが，本誌では Excel を用いて t 値を求める方法を紹介します．
　Excel の関数 **T.INV.2T** を使い，たとえば

　$= T.INV.2T (0.05,\ 20)$

と入力すると，この場合には確率 0.05（5％），自由度20に対応する t 値（$= 2.086$）が返ってきます．確率は通常は0.05（時々0.01を使うこともある），自由度は（標本サイズ−1）または（標本サイズ−2）[1つの標本を扱うときには−1，2つの標本の場合には−2]です．

る数量データの推定について述べます．

> ここまで，日本人の 40 歳男性の体重を例として述べてきましたが，比較する対象をアメリカ人の 40 歳男性の体重として，この 2 群の平均の差を推定してみましょう．

これまで述べてきた母平均の推定と同様にして，「（アメリカ人の体重の標本平均）−（日本人の体重の標本平均）」という値について，その信頼区間を計算することで平均の差の推定を行うことができます．

平均の差の信頼区間
＝（アメリカ人の標本平均−日本人の標本平均）
± t × 差の標本標準誤差

さて，この計算の結果得られる信頼区間の範囲は，① 0 未満，② 0 を含む，③ 0 より大きい，の 3 つのいずれかになりますが，それぞれどのような意味をもつのでしょうか？[*12]

① 0 未満	日本人の体重の方がアメリカ人に比べて重い可能性が高い
② 0 を含む	日本人とアメリカ人の体重が同じ可能性が高い
③ 0 より大きい	アメリカ人の体重の方が日本人に比べて重い可能性が高い

信頼区間が 0 より大きい範囲に収まっていれば，アメリカ人の体重の方が日本人に比べて重い可能性が高いといえるでしょうし，逆に 0 未満の範囲であれば，日本人の体重の方がアメリカ人に比べて重い可能性が高いといえるはずです．

ここでもし，平均の差の信頼区間が 0 を含んで 0 未満の範囲と 0 より大きい範囲にまたがっている場合，どのような解釈になるのでしょうか？ 差が 0 の場合があるということは，両者の体重に差がないということが十分に起こりうるということを意味するわけです．

たとえば，先ほど平均値を求めた日本人の場合と同様に，アメリカ人の 40 歳男性 100 人の体重を測定したところ，平均体重が 75 kg となりました．日本人男性が 65 kg だったので 10 kg の差が存在することになります．しかしながら，その差である 10 kg の信頼区間を計算した場合に，0 kg を含んでいたとしたら，たとえ標本平均に 10 kg の差が存在したとしても，両者の平均の差が有意なものとは認められなくなるわけです[*13, 14]．

このように，2 群の標本平均の差を計算し，その値が感覚的に大きいものだったとしても，差の信頼区間によってはその差が有意なものでない，つまり意味のある差であるかどうかが疑わしい場合も存在することに注意する必要があります．

[*12] **補足** この考え方は「オッズ比の 95 ％信頼区間が 1 を含むかどうか」ということと共通していることに注意してください．

[*13] **補足** 有意差のみにこだわるのではなく，どの程度の差が存在しているのかを，その差がもつ意味を考慮して検討することが重要です．

[*14] **補足** 図の重なり合っている部分の面積が，全体の 5 ％未満である場合に，平均の差が有意である，と結論づけることができます．

　逆に次のような場合には，有意差が出やすくなるので，結果のもつ意味に注意してください．

・比較する集団の標本サイズが大きく，平均の差が小さい場合（①）
・比較する集団の標本サイズが小さく，平均の差が大きい場合（②）

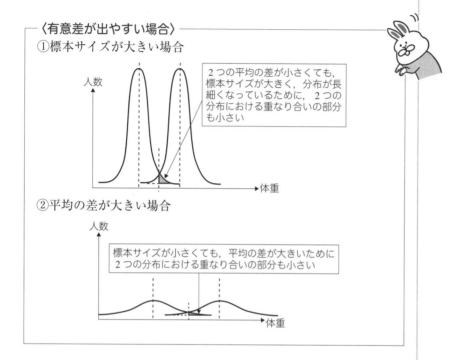

〈有意差が出やすい場合〉

①標本サイズが大きい場合

人数

２つの平均の差が小さくても，標本サイズが大きく，分布が長細くなっているために，２つの分布における重なり合いの部分も小さい

体重

②平均の差が大きい場合

人数

標本サイズが小さくても，平均の差が大きいために２つの分布における重なり合いの部分も小さい

体重

B　平均の差における検定

　これまで平均の差の「推定」，つまり「平均」という値を推定する方法について述べてきましたが，ここからは平均の差の「検定」について説明していきます．まず，平均値の差の「検定」の実際について述べたあとで，「推定」による結果（信頼区間）と「検定」による結果（有意差が存在するか否か）との関係についても説明します．

1）何を検定するのか？　帰無仮説は？

　「03　統計学的推論（推定と検定）」（36ページ）で述べられているように，「検定」は提示された仮説が正しいかどうかを検証する方法です．平均の差における検定は，比較する集団の平均が等しいかどうかを検証することになります．その際の帰無仮説は「比較する集団の平均に差がない」となり，この仮説が棄却された場合には「比較する集団の平均に差がないことはない」つまり「差がある」となります．

2) *t* 検定とカイ 2 乗検定[15]

2つの集団を比較する場合に最もよく使われるのが，**カイ 2 乗検定**〔**「05　割合の差（推定と検定）」**（**54 ページ**）参照〕と，ここで説明する *t* 検定です．よく用いられる 2 つの検定ですが，混乱することも多いと思うので，まずはこの 2 つの違いを明確にしておきます．

カイ 2 乗検定	2つの集団における「割合」の比較
t 検定	2つの集団における「平均」の比較

「割合」は 0 から 1 までの範囲しかありませんが，「平均」にはどんな値も存在する可能性があることを覚えておいてください．

3) 対応のある *t* 検定と対応のない *t* 検定

さて，いよいよ *t* 検定の説明です．ここでは説明を簡略化するために，集団の分布について正規性が仮定できる場合の比較について述べます．正規性が仮定できない場合については，**III章**の「**08　ノンパラメトリック解析**」（**118 ページ**）を参照してください．

t 検定には，大きく分けて 2 つの方法があります．例を示してそれぞれを説明します．

❶ 対応のある *t* 検定

先ほどの 40 歳男性 100 人について，体重を測定した後に生活習慣を改善する介入プログラムを実施して，半年後にもう 1 度体重を測定した場合，介入前後の平均体重の比較は「対応のある」*t* 検定を用います．つまり，1 人の対象者から 2 度データを得た場合は，この方法を用いることになるわけです[16]．

❷ 対応のない *t* 検定

40 歳男性 100 人について，体重測定と同時期に運動習慣の有無を調査し，運動習慣のある人とない人の平均体重を比較する場合には「対応のない」*t* 検定を用います．つまり，対象者全体をある特徴のある人とない人に分けて比較する場合には，こちらの方法を用いることになります．

4) 推定との関係は？

先ほど平均の差の推定を説明したときに，平均の差の 95％信頼区間が 0 を含むかどうかが重要であると説明しました[17]．たとえば，推定の結果，平均の差が 0（平均の差の 95％信頼区間が 0 を含む）ということは，両者の体重に差がないということが十分に起こりうる，つまり両者の体重に差があるということが 20 回に 1 回（5％）も起こ

[15] **補足**　2つの集団の比較を行う場合，この 2 つの検定方法を知っていれば，ほとんどの場合で答えを得ることができます．

[16] **補足**　対応のあるデータは，対応のない *t* 検定よりも対応のある *t* 検定の方が有意差が出やすくなります．

①対応のある *t* 検定

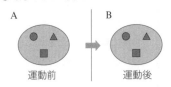

②対応のない *t* 検定

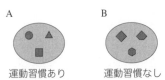

[17] **補足**　これも「オッズ比の 95％信頼区間が 1 を含むかどうか」ということと同様です．推定と検定の違い，またその結果が意味するところをしっかり理解することが大切です．

らないということを意味していたわけです．このことは，**49 ページ**の例における帰無仮説「2 群（日本人とアメリカ人）における体重に差がない」が棄却されないことと一致し，有意水準 5％で有意な差が存在しないということになります．一方で平均の差の 95％信頼区間が 0 を含まない場合には，両者の体重に差があるということがほとんどであるということになり，帰無仮説が棄却される，つまり有意水準 5％で有意な差が存在するということと一致します．

　推定も検定も 2 群の比較を行う方法ですから，正しい方法で計算し，また推定における信頼区間と有意水準が対応している場合（たとえば，推定における「95％信頼区間」と検定における「有意水準 5％」）には，両者の結果は一致します．

5）3 つ以上の集団の比較

　たとえば，A，B，C という 3 つの集団におけるそれぞれの平均を比較する場合に，A と B，B と C，A と C の 3 つの組み合わせについてそれぞれ t 検定をすれば，比較ができるのではないかと思われる方がいらっしゃると思います．確かに，1 つ 1 つの検定について有意差が「ある」「ない」という結果が出てきますが，3 つの集団について，

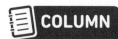
COLUMN

等分散かどうか

　平均の差における検定や Ⅲ章の「05　分散分析，共分散分析，共分散構造分析」（101 ページ）の分散分析を行う場合に，統計ソフトの種類によっては，等分散と考えられるかどうかによって別々の検定方法を使うようになっている場合がしばしばあります．具体的には，検定を行うと，「等分散の場合の平均の差の検定の結果」と「等分散でない場合の平均の差の検定の結果」の両方が表示されますが，「等分散性の Levene 検定」の結果で有意差があれば，比較したい 2 群の分散の値が等しくないと判断して，「等分散でない場合の平均の差の検定の結果」を使うことになります．

　しかしながら，Levene 検定は標本サイズが小さい場合にはどんなに分散が大きく異なっていても有意差がなく，一方で，標本サイズが大きいと，ほとんど等しくても有意差が出てしまうことがあり，あまり意味がないと考えられます．

　t 検定はかなり頑強な検定方法であるといわれていて，分散が少々異なっても，あまり差し支えなく使用することができると考えられます．そこで，等分散かどうかなど難しいことは考えずに，等分散の場合の t 検定結果を使っても，多くの場合は問題ありません．

　ただし，どのような統計手法を使うべきかについて，研究者によって様々な考え方があります．上記は 1 つの考え方であり，それ以外の考え方もありえます．指導を受けている先生や，論文投稿した場合の査読者などから，ある統計手法を使うようにと強く言われた場合で，その手法にも一定の合理性がある場合には，言われたとおりにするというのも世渡り上手な生き方かもしれません．

それらを結果として述べることはできません．詳細についてはⅢ章の「05　分散分析，共分散分析，共分散構造分析」（101 ページ）で述べますので，そちらを参照してください．

　t 検定はあくまでも「2 つの集団における平均の比較」を行う場合のみに用いられる検定方法であることに注意してください．

（鈴木孝太）

> t 検定
> 2 つの集団における平均の比較
> ① t 検定では 3 つ以上の集団の平均について比較することはできません！

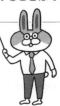

✎ 問題

　定期的に運動している人のグループと運動していない人のグループとの BMI の平均の差について，95%信頼区間を推定したところ，次のような結果が得られました．

　2 つのグループの BMI の平均の差について検定を行う場合の帰無仮説はどのように設定すればよいでしょうか．また，①，②それぞれの場合における検定結果を考えてみましょう．

　運動している人の BMI から運動していない人の BMI を引いて差を求めたところ，

① 平均の差の 95%信頼区間が −1-1 となった．

② 平均の差の 95%信頼区間が −2.5-−1.5 となった．

➡解答は 168 ページ

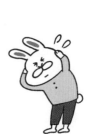

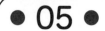

05

割合の差（推定と検定）

調査の結果から，2群あるいはそれ以上の群において割合を比較したい場合は多いでしょう．たとえば，保健職の場合，自分の担当地区での住民の糖尿病の有病率が，県全体のデータと比較して高いか否かをみたい場合や，住民健診のデータで男女別にどちらが肥満の割合が高いのかをみたい場合などです．ここでは，前者のような場合には1つの母集団の割合の検定を，後者のような場合にはカイ2乗検定を用いて，それぞれどのように比較すればよいか，説明します[*1]．

A 1つの母集団の割合

たとえば自分の担当地区の住民における糖尿病の有病率を，県全体あるいは国全体のデータと比較したい場合，どのようにすればよいのでしょうか．

1）真の割合の推定と差の推定

まず，真の割合の95%信頼区間[*2]を求めます[*3]．次に，基準となる割合を引き算すると差が求められます．

$$真の割合の95\%信頼区間 = P \pm 1.96\sqrt{\frac{P(1-P)}{n}} \quad \cdots \boxed{1}^{*4}$$

（P：標本集団の割合，n：標本集団の対象者数）

式だけではわかりにくいので，簡単な例で考えてみましょう．

[例] あなたの担当地区の住民100人を調査したところ，週1回以上の運動の実施割合は45%でした（標本集団の割合）．一方，県平均での同実施割合は35%でした（基準の割合）．これらの割合を比較してみましょう．

[*1] 補足 次の図を見てください．母集団が同じであれば，もちろん，有病率5% > 3%です．ところが，担当地区，県全体の母集団は異なっており，また，それぞれの割合が真の値を反映しているとも限らないので，統計学的に割合を比較する必要があるのです！

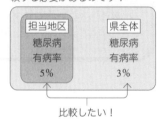

比較したい！

[*2] メモ 真の値が95%の確率で入る範囲

[*3] 補足 真の値として最も可能性の高い値（点推定値といいます．この例では標本集団の割合 P_0 がそのまま点推定値になります．）と，95%信頼区間（区間推定といいます）を計算することを，統計学では「推定」といいます．「03 統計学的推論（推定と検定）」（36ページ）参照．

[*4] 補足 「なぜ95%とするのか，1.96という数字はどこから出てくるのか」ですが，正規分布では平均の周囲の標準偏差の1.96倍の区間に全体の個体の95%が存在している，ということによります．

◁①に数値を入れると

$$0.45 \pm 1.96 \sqrt{\frac{0.45 \times (1 - 0.45)}{100}} = 0.45 \pm 0.0975$$

となり，あなたの担当地区住民の運動実施の真の割合は35.3～54.8%の範囲のどこかにあると推定されます．また県平均の35%を引き算すると，差は0.3～19.8%の範囲にあることがわかります．

2) 差の検定

　ここでは1つの母集団の割合の検定を行います．帰無仮説を「ある標本集団での割合は基準となる集団の割合と等しい」とします．

　z値[*5]を算出し，「有意水準5%とした場合に，この値が-1.96より小さい，または1.96より大きければ，この帰無仮説を否定する」すなわち「この標本集団での特定事象の出現割合は基準となる割合と異なっている」ということになります[*6, 7]．z値は次の式で算出します．

$$z = \frac{P - P_0}{\sqrt{\dfrac{P_0(1 - P_0)}{n}}} \quad \cdots ②$$

（P：標本集団の割合，P_0：基準の割合，n：標本集団の対象者数）

式だけではわかりにくいので，同じ[例]で考えてみましょう．

| 帰無仮説：担当地区住民の運動実施割合は県平均と等しい． |

$$z = \frac{0.45 - 0.35}{\sqrt{\dfrac{0.35(1 - 0.35)}{100}}} = 2.097 > 1.96 ^{[*8]}$$

したがってこの帰無仮説は棄却され，「等しいことはない」となり，「担当地区住民は県平均に比べて有意に運動実施割合が高い」といえます．

　県平均との差の95%信頼区間は0.3-19.6%でした．あなたの担当地区の住民の方は少なくとも0.3%は県より運動実施割合が高い（差は0%ではない＝実施割合は等しくない）ということです．

Ⓑ 2群の割合の差

　ある集団を2群に分けて何かの割合を比較するような場面は多いと思います．たとえば，住民の男女別にある疾患の有病率を比較するような場合などです[*9]．また，異なる2つの母集団での何かの発生割合を比較する場合，たとえばA病院とB病院の入院患者のMRSAの保有割合を比較する場合などもあります．比較する方法としては検定と

---

*5　**補足**　「z値」とは偏差値のようなもので，$z = 0$が平均値を表し，$z = 1$は平均＋標準偏差を表します．

*6　**補足**　通常の多くの場合，有意水準を5%としておけば大きな問題はないと思います．

*7　**メモ**　この

「割合が等しいと仮説を立てる」
↓
「仮説を否定（棄却）する」
↓
「割合が異なる」

といういい回しが統計を難しく感じさせる一因かもしれません．

*8　**補足**　Excelでは関数 **SQRT** を使い，

= (0.45−0.35) /SQRT ((0.35 * (1−0.35) /100))

と入力して計算します．

*9　**補足**　喫煙の有無，飲酒の有無などで2群に分けて比較する場合も同様です．

ある集団を2群に分けて…

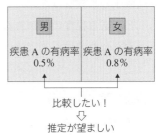

比較したい！
⇩
推定が望ましい

異なる2つの集団間で…

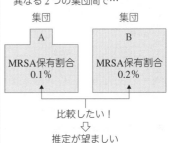

比較したい！
⇩
推定が望ましい

推定がありますが，提供される情報量などの観点からも推定が望ましいと思われます[*10].

1）検定を行う場合

通常「2つの群（または，3つ以上のすべての群）での割合は等しい」という帰無仮説で**カイ2乗検定**を行います．

Excel で行う場合は関数 **CHITEST** を用いますが，残念ながら一発で検定結果が出てくるようにはできていません．期待値[*11]を自分で算出してから検定を行うような手順を踏むことになり，使い方は若干複雑になります．通常，研究者がカイ2乗検定を行う際は統計ソフト（SPSS など）を用いることが多いと思います．たとえば SPSS だと，**サンプルデータ**を取り込んで数回クリックするだけで**クロス集計表**[*12]と検定結果が出てきます[*13].

サンプルデータを用いて Excel でカイ2乗検定を行ってみましょう．男女で高血圧の家族歴の有無の割合の差はあるでしょうか？

ピボットテーブル[*14]という Excel の機能を使って次の集計表を作り，F，G の列に記載してある計算式で期待値を求めます[*15]．最後に F18 にある関数 **CHITEST** を用いて p 値を算出します．これが 0.05 より小さければ帰無仮説は棄却され，「統計的に有意な差があった」ということになります．**サンプルデータ**の場合，$p = 0.398$ で有意な差があったとはいえませんでした．しかし，クロス集計表をみると男で高血圧の家族歴は 52.2%（$\frac{12}{23} = 0.522$）に対して，女は 40.0%（$\frac{10}{25} = 0.4$）と，ある程度の差があるので，もっと対象者数が増えると検定結果でも有意な差になる可能性は十分にあると思います．

	A	B	C	D	E	F	G	H
1	ピボットテーブルによる集計結果							
2								
3	データの個数 / 番号	高血圧						
4	性	0	1	総計				
5	女	15	10	25				
6	男	11	12	23				
7	総計	26	22	48				
8								
9								
10	期待値					Bの列	Cの列	
11								
12		高血圧						
13	性	0	1	総計				
14	女	13.5	11.5	25		=B$16*$D14/$D$16	=C$16*$D14/$D$16	
15	男	12.5	10.5	23		=B$16*$D15/$D$16	=C$16*$D15/$D$16	
16	総計	26	22	48				
17								
18	p =	0.398				=CHITEST(B5:C6,B14:C15)		

●この表の Excel データは，診断と治療社のホームページ上（http://www.shindan.co.jp/）の本書のページに掲載されています．

[*10] （補足）臨床系の研究では検定を中心にした解析を多く目にする印象はありますが．

[*11] （補足）2つの変数の間に関連性がないと仮定した場合に予想される集計表の数値のことです．

[*12] （補足）クロス集計とは，横断研究で得られたデータについて2項目を選んでクロスさせて集計するもので，両項目の関連性をみるものです．クロス集計による集計表はクロス集計表とよばれます．単純集計と異なる点は，クロス集計表は解析目的があって作成されるものだということです．

[*13] （補足）ネットで検索すると，クロス集計表に数値を入れるだけで検定結果を計算してくれるサイトも見つかります．精度は定かではありませんが，ちょっと確認するのには便利かもしれません．しかし，学術論文に記載する際に，「○○のウェブサイトで検定を行った」では，査読でその結果を疑問視される可能性があります．論文作成のときは定評のある統計ソフトを使った方が無難でしょう．

[*14] （補足）次ページ COLUMN 参照

[*15] （補足）Excel でピボットテーブルを作成するとこのような表になりますが，論文作成時は行を男，女の順に，列を1，0の順に記載することもあります．

検定の流れを以下にまとめます.

ピボットテーブルで集計表作成

⇩

期待値を求める

⇩

関数 **CHITEST** により p 値を算出

⇩

$p < 0.05$ ⇒ 帰無仮説棄却 ⇒ 統計的に有意な差

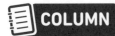 **COLUMN**

ピボットテーブル

　Excel には「ピボットテーブル」という機能がついています．ピボット (pivot) とは，もともとは時計などに用いられる先端が尖った回転軸のことです．ピボットテーブルを使うと大量のデータを様々な角度から集計したり分析したりできます．表の項目名をドラッグするだけで簡単に目的の集計表を作成することができる大変便利な機能です．**サンプルデータ**で性と高血圧の家族歴の集計表を作る手順は次の通りです（Excel のバージョンによってタグなどの言い回しや画像が多少異なることがあります）．

①**サンプルデータ**の表を開きます．

②表のどこかのセルを選択して［**挿入**］タグを開き，［**テーブル**］グループの［**ピボットテーブル**］をクリックします．

③［**ピボットテーブルの作成**］ダイアログボックスが表示されますので，［**テーブルまたは範囲を選択**］でサンプルデータがすべて含まれるように十字型のカーソルで範囲を選択します．この際，選択する 1 番上の行がのちに項目として表示されるので，6 行目（番号，性，・・・）まで含めるように範囲を設定します（A6〜K54 のカラム）．

④［**新規ワークシート**］を on にして［**OK**］をクリックします．

⑤新しいワークシートが開き，右にピボットテーブルのフィールドリスト，左に集計表のひな形が開きます．

⑥右のピボットテーブルのフィールドリストから［**ここに列のフィールドをドラッグします**］に「高血圧」の項目を，［**ここに行のフィールドをドラッグします**］に「性」をそれぞれドラッグします．

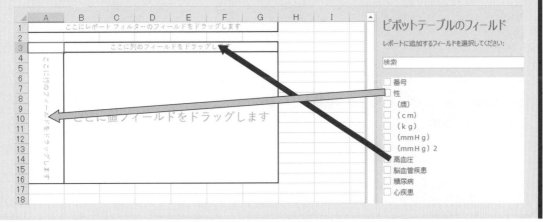

⑦[**ここに値フィールドをドラッグします**] にたとえば「番号」など任意の項目をドラッグします.

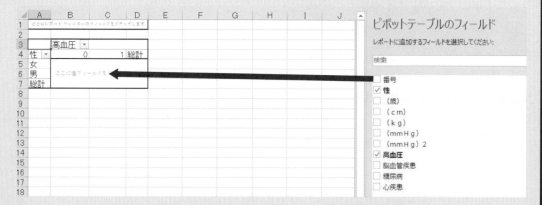

⑧すると右の集計表ができます. 集計表内のセルのどこかを
選択して右クリックし[**値フィールドの設定**]を選択します.

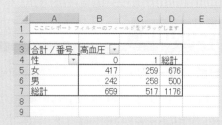

⑨[**集計の方法**]タグから[**値フィールドの集計**]
で[**データの個数**]を選択し, [**OK**]をクリッ
クします.

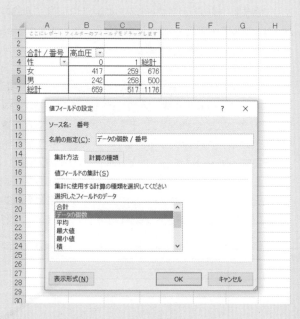

⑩本文中の「ピボットテーブルによる集計結果」と同じ集計
表が作成されます.

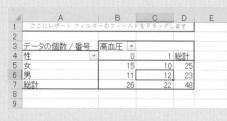

なお，SPSS ではクロス集計表を作成するのと同時にカイ 2 乗検定ができます．[分析]→[記述統計]→[クロス集計表]を選び，性を行に，高血圧（家族歴）を列に指定し，[統計量]で[カイ 2 乗]にチェックを入れ，結果は漸近有意確率[*16]（両側）の数値をみます．さらに[統計量]で[相対リスク]にチェックを入れると，後述するオッズ比も同時に算出されます．

検定を行った場合の注意点として，**サンプルデータ**での結果（有意差がなかった）のような場合，「男女で等しいことが証明された」と記載すべきではありません．「男女間では男で高血圧の家族歴が高い傾向にあったが統計学的には有意ではなかった」といった表現にすべきでしょう[*17, 18]．

SPSS には Yates の補正の項がついています．一般的に Yates の補正を行った結果を用いることが多いのですが，補正し過ぎになるので必要はないという人もいます．この補正を行うと若干有意差が出にくくなります．

また，**フィッシャーの直接確率法**による p 値も自動的に計算されます．これは期待値が 5 以下で用いる検定方法です．カイ 2 乗検定とフィッシャーの直接確率法のどちらの結果を用いるか悩んだ場合は，フィッシャーの直接確率法の結果（一般的には「両側」の結果）を用いるとよいでしょう．

前述のように 2 群における事象の出現割合を比較する場合，「比率の差の検定を行うように」と記載している統計の教科書も多いようです．比率の差の検定ではカイ 2 乗検定ではなく正規分布を用いるなど，計算式も別の方法のようにみえますが，本質は同じであり，どちらの方法でも構わないのです．

[*16] （補足）「漸近」はあまり気にせず「有意確率」と思ってください．詳しく説明しますと，有意確率には漸近有意確率と正確有意確率があります．SPSS のカイ 2 乗検定では通常，漸近有意確率が算出されます．これは近似的に計算され誤差を含むという意味の有意確率で，通常使用するうえではあまり問題はありません．ただし，標本サイズが 20 にも満たないような場合で，しかもセルの期待値が 5 にも満たないようなデータで検定を行う場合，誤差が大きくなり正しい結果が出ない可能性があることを念頭に入れておく必要があります．このような場合はカイ 2 乗検定ではなくフィッシャーの直接確率法の正確有意確率の結果を用いるのもよいでしょう．

> 期待値が 5 以下の場合
> ⇩
> フィッシャー直接確率法を用いる

[*17] （補足）標本サイズが小さいために有意な差が出ないことはよくあることだと思います．逆に標本サイズが大きいとほんの少しの差でも検定では有意差が出てきます．

[*18] （補足）統計ソフトをおもちでない場合は，ぜひ近くの公衆衛生学（疫学）担当教室へ相談してみてください．「一緒に研究をしたい」と言って相談されれば，親切に解析してくれるでしょうし，結果の解釈にも誤りがなくなると思います．

COLUMN

マクネマー検定

本文では女と男で高血圧の割合を比べて検定しました．では，高血圧健康教育の前後で高血圧の割合を比べたい場合にはどうすればよいでしょうか．

その場合は，健康教育の前後で対応があるので，普通のカイ 2 乗検定ではなくマクネマー検定を行います．Excel では右のように行います．

SPSS を使う場合には，[分析]→[ノンパラメトリック検定]→[2 個の対応サンプルの検定]→[検定の種類]で[McNemar]にチェックします．

	A	B	C	D	E	F
1			教育後			
2			正常	高血圧	合計	
3	教育前	正常	24	2	26	
4		高血圧	9	13	22	
5		合計	33	15	48	
6						
7	カイ2乗値	4.4545455		=(D3-C4)^2/(D3+C4)		
8	p =	0.0348085		=CHIDIST(B7,1)		

2）オッズ比の計算とその区間推定を行う場合

サンプルデータでオッズ比[19] を計算してみましょう．

「曝露（原因）と帰結（アウトカム）の正の関連が強ければオッズ比は1より大きくなり，負の関連が強ければ0に近くなる」また「関連が弱いほどオッズ比は1に近くなる」と直観的に理解いただければよいかと思います[20]．

Excel を使って計算してみましょう．**サンプルデータ**からまずクロス集計表を作成します（次の表のA1〜C3のカラム）．標本サイズが小さいときは手作業でも作成可能ですが，間違いも多くなるため前出の表と同様にピボットテーブルなどの機能を利用してクロス集計表を作るとよいでしょう．

その後，Gの列のように関数を入力していけば必要な数値は計算されます．複雑な計算式がG列に入っていますが，要はオッズ比を計算し（G4），95％信頼区間の下限，上限を求めています[21]．

	A	B	C	D	E	F	G
1		なし	あり				
2	女	15	10		女のオッズ	1.500	=B2/C2
3	男	11	12		男のオッズ	0.917	=B3/C3
4					相対危険（オッズ比）	1.636	=F2/F3
5						0.167	=(1/B2+1/C2)
6						0.174	=(1/B3+1/C3)
7					ln（相対危険）の標準誤差	0.584	=SQRT(F5+F6)
8					相対危険の95％信頼区間（下限）	0.521	=EXP(LN(F4)−1.96*F7)
9					相対危険の95％信頼区間（上限）	5.139	=EXP(LN(F4)+1.96*F7)
10	あり，なし：高血圧の家族歴の有無．ln：自然対数						
11							

●この表の Excel データは，診断と治療社のホームページ上（http://www.shindan.co.jp/）の本書のページに掲載されています．

結果としては「オッズ比 1.636，95％信頼区間 0.521-5.139」と記載します[22]．この場合，「女に比べて男では高血圧の家族歴のあるリスクが 1.636 倍である」ということを示しています．一方，95％信頼区間は，オッズ比は95％の確率で 0.521〜5.139 の間にあることを示しています．オッズ比そのものは 1.636 ですが，95％信頼区間は1をまたいでいる，つまり，オッズ比が1（すなわち関連がない）になる可能性がありうるということを示しているため，この結果から統計学上有意な関連があるとはいえません．

しかし，同じデータの解析でも，前述の**「1）検定を行う場合」**（56ページ）のように，単に有意な差がある，ない，というだけではなく，

[19] **補足**　ある要因があると何倍病気になりやすいかという「相対危険」の一種です．厳密にいうと症例対照研究では相対危険を直接計算できず，近似値としてオッズ比を用いますが，相対危険とオッズ比はほぼ同義として使われることが多いようです．コホート研究では分析方法によってリスク比やハザード比という相対危険が求められます．

[20] **補足**　オッズ比と関連の強さ

オッズ比	0	1	大きい
関連の強さ	負の関連強い	関連が弱い	正の関連強い

[21] **補足**　詳細な数式，理論は本書の主旨からはずれるので省略しました．エクセルのG列をみればどのような計算をしているかわかると思います（関数 EXP，LN は **175，176 ページ**の「**本書で用いる Excel 関数一覧**」を参照）．

[22] **メモ**　0.521-5.139 は，95％信頼区間は 0.521 から 5.139 の間という意味ですが，論文や学会発表では 0.521〜5.139 と書くことは少なく，-（ハイフン）でつなぐことが多いようです．英語では 0.521 to 5.139 と表記しているのも見かけます．どのように表記するのがよいのかは雑誌によって流儀が違うので，雑誌に論文を投稿する際はその雑誌に掲載されている他の論文の記載方法を参考にするのがよいでしょう．

推定を用いて，オッズ比やその95％信頼区間を示すことによって，「有意な関連はあるとはいえないが，男では高血圧の家族歴があるということに関連がある傾向にある」あるいは，「男では高血圧の家族歴がある割合が高い傾向にある」といった情報を提供してくれます.

サンプルデータでは，性別と他の疾患の家族歴との関連でも有意なものはありません[23]（先ほど作成したExcelで試してみてください）．もし仮に，同じ性別と高血圧の家族歴の有無でオッズ比5.00（95％信頼区間2.00-7.50）という結果が出た場合，どのように解釈したらよいでしょうか？「男であることと高血圧の家族歴があることはかなり強い関連があり，男で有意に家族歴がある割合が高かった」といえるでしょう．逆にオッズ比0.20（95％信頼区間0.10-0.50）となった場合は，男で有意に高血圧の家族歴がある割合が低かったといえるでしょう．

ここで注意が必要なのは，仮に高いオッズ比と1をまたがない高い95％信頼区間が得られたとしても，「男であることは高血圧の家族歴があることの原因である」とはいえないということです．あくまでも「関連がある」というだけで，どちらが原因でどちらが結果かはこの解析だけではいえません．仮に医療事故のデータで同じような解析（横断研究）をして「事故防止マニュアルがある病院」と「インシデント・アクシデント[24]発生割合」で高いオッズ比が得られたとしても，この結果だけでは「事故防止マニュアルがある（原因）→インシデント・アクシデントが起こる（結果）」とは言い切れません．なぜなら，あくまでも関連があるという事実がわかっただけで，逆に「アクシデント・インシデントが発生した→事故防止マニュアルを作った」という傾向を示している可能性もありうるからです（**因果の逆転**といいます）．

3）2群間の割合の差の推定を行う場合[25]

> **サンプルデータ**で，男で高血圧の家族歴がある人は52.2％，女では40.0％でした．その差は52.2－40.0＝12.2％（点推定値）です．この12.2％の違いはどの程度意味があるのでしょうか．また，12.2％は絶対的なものなのでしょうか．

前ページの「**2）オッズ比の計算とその区間推定を行う場合**」でオッズ比について95％信頼区間を求めてみましたが，割合の差でも同様のことができます．

[23] **補足** **サンプルデータ**では「高血圧の家族歴の有無」でしたが，これを「高血圧と判定された人」や「肥満者」と言い換えて考えると，もう少しリアリティが出てくるかもしれません．

[24] **補足** 医療事故の分野では，事故の一歩手前の出来事があり，結果的に大丈夫だったものをインシデントまたはヒヤリハット（日本語の「ひやりとする」「はっとする」をあわせた造語），実際に事故になってしまったものをアクシデントといいます．

[25] **補足** 罹患率や有病率の差を寄与危険といいます．

	A	B	C	D	E	F	G
1		なし	あり	計			
2	女	15	10	25	女の高血圧家族歴ありの割合	0.400	=C2/D2
3	男	11	12	23	男の高血圧家族歴ありの割合	0.522	=C3/D3
4					全体の高血圧家族歴ありの割合	0.458	=(C2+C3)/(D2+D3)
5					点推定値	0.122	=F3−F2
6					割合の差の95%信頼区間（下限）	−0.160	=(F3−F2)−1.96*SQRT(F4*(1−F4)*(1/D2+1/D3))
7					割合の差の95%信頼区間（上限）	0.404	=(F3−F2)+1.96*SQRT(F4*(1−F4)*(1/D2+1/D3))
8	あり，なし：高血圧の家族歴の有無．						

●この表の Excel データは，診断と治療社のホームページ上
（http://www.shindan.co.jp/）の本書のページに掲載されています．

　この結果から，男女の高血圧家族歴がある割合の差の 95 %信頼区間は－16.0-40.4%であることがわかります．この場合，高血圧家族歴がある割合について，男の割合から女の割合を引いたその差が，95 %の確率で－16.0〜40.4%の間にあるということを示しています．ここでも「2) オッズ比の計算とその区間推定を行う場合」（60 ページ）のオッズ比の区間推定と同じ話となりますが，0%（すなわち差が全くない）をまたいでいるので差がない可能性もありうるということになります．この場合は統計学的に有意な差はなかったということになります．

　同じ 12.2%の差でも 95 %信頼区間が仮に 5.0-45.0%だったとすると，「どんなに差が小さくても最低 5.0%は差があるだろう（女より男で 5.0%は高血圧家族歴がある割合が高いであろう）」ということがいえます．ここでは 95 %信頼区間が 0%をまたいでいないので，「統計学的に有意にその差がある」といえるということです．

> 割合の差の 95 %信頼区間
> 　0 を含む→差があるとはいえない
> 　0 を含まない→差がある

［参考文献］
・中村好一．基礎から学ぶ楽しい疫学．第4版．医学書院，2020.
・日本疫学会（監）．はじめて学ぶ　やさしい疫学．改訂第3版．南江堂，2018.
・尾島俊之．保健統計のページ　http://toukei.umin.jp/hokentoukei/

（早坂信哉，尾島俊之）

◀━ 保健統計のページ
　　各種検定，推定の Excel 表が掲載されていて便利です．

問題

　サンプルデータを用いて性別と糖尿病家族歴の関連について解析してみましょう．具体的には 56 ページの表と同様にピボットテーブルでクロス集計表を作成後，60 ページの表を参考にして女に対する男の糖尿病家族歴のリスクのオッズ比と 95 %信頼区間を計算してください．　　　　　　　　　➡解答は 169 ページ

● 06 ●

相関係数と 1 次回帰係数（推定と検定）

相関分析から得られる相関係数，回帰分析から得られる 1 次回帰係数をあわせて勉強します[1]．これらの係数は 2 つの数量データ間の関連を観察するときに用います．すでに，**Ⅱ章の「02 記述統計としての相関係数，1 次回帰，オッズ比」（30 ページ参照）**で相関係数と 1 次回帰の基本的な考え方や理論について勉強したので，ここでは実際にデータの分析から推定，検定に進む流れをみていきましょう．散布図がどのようになった場合にそれぞれの係数がどのような値となるのかを理解しましょう．数学の図形問題における補助線のように，回帰直線が引けるかどうかがカギとなります．

[1] **メモ** 1 次回帰係数は，正確には単回帰モデルの 1 次回帰（直線回帰）の回帰分析で用いられます．

A 相関係数

サンプルデータの身長と体重の相関係数を求めてみましょう．

1）男女総数での身長と体重の相関係数

まず，散布図を描いてみましょう．

総数（$n = 48$）

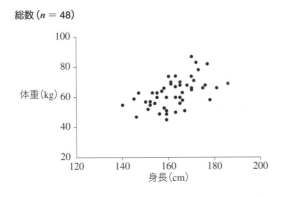

当然のことながら，身長が高いほど体重が重い正の相関がありそうです．相関係数[*2]は次の表で示すように，0.529と計算されます．中程度の相関があるといえそうですが，統計学的な有意性についてはどうでしょうか．区間推定と検定で確認していきましょう．Excelの関数式と結果を表に示します．

		Excel 関数式	結果
相関係数（r）		= CORREL (D7:D54,E7:E54)	0.529
標本サイズ（n）		= COUNT (D7:D54)	48
フィッシャー変換値（z）		= FISHER (C60)	0.589
z の標準誤差		= 1/ (C62−3) ^0.5	0.149
z の95％信頼区間	下限	= C64−1.96 * C66	0.296
	上限	= C64+1.96 * C66	0.881
相関係数の信頼区間	下限	= FISHERINV (C68)	0.288
	上限	= FISHERINV (C70)	0.707
t 値		= C60 * (C62−2) ^0.5/ (1−C60^2) ^0.5	4.227
p 値		= T.DIST.2T (C76,C62−2)	0.000

❶ 区間推定

まずフィッシャー変換を行います[*3]．これは<u>非対称分布を正規分布に変換する</u>もので，次の数式で表されます．

$$z = \frac{1}{2} \ln \left(\frac{1+r}{1-r} \right) \quad \text{（フィッシャー変換値）}$$

ここで，rは相関係数です．Excelでは関数 **CORREL** を用いて表のように計算します．さらに，このz値の標準誤差（SE）も求めておきましょう．数式は次のようになるので，これをExcelで計算します[*4]．

$$SE\,(z) = \frac{1}{\sqrt{n-3}} \quad \text{（標準誤差）}$$

ここで，nは標本サイズです．次に，zの95％信頼区間を計算します．標準誤差に1.96という数値を乗じていますが，標本平均値であるz値から標準誤差の1.96倍の範囲に，95％の確率で母平均値があるという仮定をもとにしています[*5]．

z値の95％信頼区間の上限と下限が求められたところで，フィッシャー変換を元に戻します（逆変換します）．Excelの関数 **FISHERINV** を用います．その結果，相関係数の95％信頼区間は0.288-0.707となり，その範囲が0を含まないので，統計学的に有意であることがわかります．

❷ 検定

区間推定の結果からp値が0.05未満であろうということはわかります[*6]が，実際にp値を求めてみます．そのために，まずt値を次の数式から求めます[*7]．

[*2] （補足）相関係数
−1＜相関係数（r）＜1

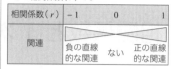

相関係数（r）	− 1	0	1
関連	負の直線的な関連	ない	正の直線的な関連

◀ この表のExcelデータは，診断と治療社のホームページ上（http://www.shindan.co.jp/）の本書のページに掲載されています．

[*3] （補足）Excelでは関数 **FISHER** を用います．

[*4] （補足）Excelで
= **SQRT**（正の数値）
と
= 正の数値 ^0.5
は同じ結果を返します．

[*5] （補足）フィッシャー変換で正規分布に変換したことからこの計算が可能です．

[*6] （メモ）95％信頼区間に0が含まれないからです．

[*7] （注）標本サイズが小さい（100未満）ときに用います．標本サイズが大きいときは，相関係数rが近似的に平均0の正規分布に従うことを利用して検定します（詳細は省略します）．

$$t = \frac{r\sqrt{n-2}}{\sqrt{1-r^2}}$$

この t 値が，自由度が $n-2$ の t 分布に従うことを利用して，p 値を求めます．Excel では関数 **T.DIST.2T** [*8] を用います．すると p 値が計算されて「0.000」と表示されます[*9]．Excel の［**分析ツール**］[*10] でも相関係数が計算されますが[*11]，95% 信頼区間や p 値は計算されません．

2) 男女別の身長と体重の相関係数

今度は男女別での身長と体重の相関係数を求めてみましょう．

そのためにデータを性別でソート[*12] して，男が 7 行目から 29 行目，女が 30 行目から 54 行目にくるようにしてください[*13]．男女それぞれの散布図を示します．

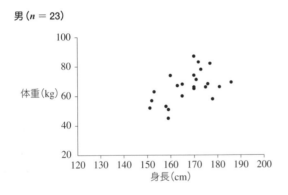

男（$n = 23$）

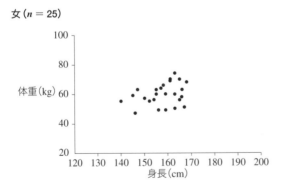

女（$n = 25$）

散布図の形が男女で異なるようです．

相関係数の推定と検定の結果もみてみましょう．男女それぞれの結果を表に示します．

*8　**補足**　Excel でたとえば関数 **T.DIST.2T** を用いるときに，T.DIST.2T（x₁, x₂）といった形で，x₁, x₂ の 2 つの値を指定する必要があります（これをしないと，適切な値を得ることができません）．そして，x₁ は t の値，x₂ は自由度というお約束になっています．これらの x₁, x₂ などを Excel では引数と称しています．

*9　**メモ**　実際には，0 ではなく，0.00011128… です．0.001 よりも小さい値であるため，「0.000」と表示されています．
　　結果を論文の表で示すときは，< 0.001 などと表記するのが一般的です．

*10　**補足**　［**分析ツール**］を初めて使う場合は，［**ファイル**］をクリックして表示される画面の［**オプション**］の［**アドイン**］から［**分析ツール**］を選んで設定します．

*11　**メモ**　統計関数 **CORREL** と同じ結果です．

*12　**補足**　sort．並べ替え

*13　**注**　ソートを忘れずに！

男

		Excel 関数式	結果
相関係数 (r)		= CORREL (D7:D29,E7:E29)	0.518
標本サイズ (n)		= COUNT (D7:D29)	23
フィッシャー変換値 (z)		= FISHER (C82)	0.573
z の標準誤差		= 1/(C84－3) ^0.5	0.224
z の 95%信頼区間	下限	= C86－1.96 * C88	0.135
	上限	= C86+1.96 * C88	1.012
相関係数の信頼区間	下限	= FISHERINV (C90)	0.134
	上限	= FISHERINV (C92)	0.766
t 値		= C82 * (C84－2) ^0.5/ (1－C82^2) ^0.5	2.773
p 値		= T.DIST.2T (C98,C84－2)	0.011

女

		Excel 関数式	結果
相関係数 (r)		= CORREL (D30:D54,E30:E54)	0.309
標本サイズ (n)		= COUNT (D30:D54)	25
フィッシャー変換値 (z)		= FISHER (C103)	0.319
z の標準誤差		= 1/(C105－3) ^0.5	0.213
z の 95%信頼区間	下限	= C107－1.96 * C109	－0.098
	上限	= C107＋1.96 * C109	0.737
相関係数の信頼区間	下限	= FISHERINV (C111)	－0.098
	上限	= FISHERINV (C113)	0.628
t 値		= C103 * (C105－2)^0.5/ (1－C103^2) ^0.5	1.558
p 値		= T.DIST.2T (C119,C105－2)	0.133

　男では相関係数は 0.518，p 値が 0.011 で統計学的に有意ですが，女では相関係数は 0.309，p 値が 0.133 で有意ではありません．男女合計で観察された統計学的に有意な相関係数は，散布図上で男女の分布する位置が異なるだけという見かけ上のものだった可能性があります．ただし，相関係数の基本として学んだように，相関係数が同じであっても，標本サイズによって統計学的に有意かどうかが変わることがあります．

　　そこで，標本サイズを大きくして検討してみましょう．

3) 標本サイズを 480 人とした場合

　サンプルデータをもとに，標本サイズを 10 倍の 480 人にするシミュレーションを行ってみました[14]．男女の標本サイズもそれぞれ 10 倍の 230 人と 250 人になっています．その散布図を示します．

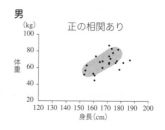
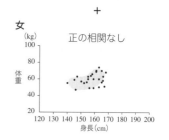
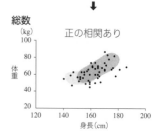

　この表の Excel データは，診断と治療社のホームページ上（http://www.shindan.co.jp/）の本書のページに掲載されています．

　散布図を重ねあわせたときに，たまたま「あたかも正の相関があるかのように見える」位置にそれぞれが分布していた可能性があるということです．

[14] 補足　**サンプルデータ**の男 23 人，女 25 人それぞれにおける，身長と体重の相関係数，身長の平均値と標準偏差，体重の平均値と標準偏差をもとにした二次元正規分布のシミュレーションです．（シミュレーションは統計ソフトウェア R を用いて行いました）

総数（男女合計，$n = 480$）

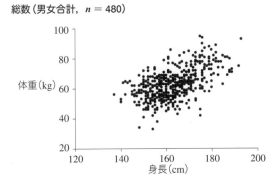

男（$n = 230$）

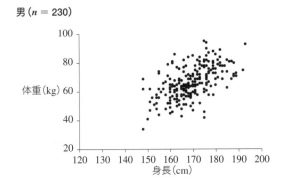

女（$n = 250$）

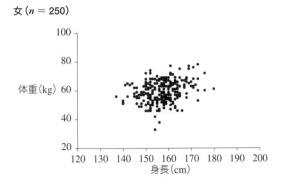

　全体の分布の形は標本サイズが48人の場合とほぼ同様ですが，当然のことながら，分布の密度が異なっています．

　相関係数の推定と検定について，標本サイズが48人と480人の結果を表に示します．

　サンプルデータとシミュレーションしたデータで相関係数に大きな違いはありませんが，信頼区間は480人の方がずいぶん狭くなっています．また，480人のデータでは，総数，男，女のいずれでもp値が0.001未満と計算され，統計学的に有意となっています．

　このように，標本サイズが大きい場合，相関係数0.3前後の弱い相関でも統計学的に有意になることがわかります．

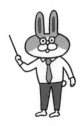

		サンプルデータ ($n = 48$)	シミュレーションした データ（$n = 480$）
総数	相関係数（r）	0.529	0.564
	95％信頼区間	0.288-0.707	0.500-0.622
	p値	＜0.001	＜0.001
男	相関係数（r）	0.518	0.563
	95％信頼区間	0.134-0.766	0.467-0.645
	p値	0.011	＜0.001
女	相関係数（r）	0.309	0.292
	95％信頼区間	−0.098-0.628	0.174-0.401
	p値	0.133	＜0.001

B　1次回帰係数

サンプルデータの身長と体重からBMIを求め，収縮期血圧との1次回帰係数を求めましょう．

BMIは体重÷身長の2乗で計算し，ExcelのシートのL列に入力するものとします[15]．

[15] **コツ**　たとえば番号1の対象者のBMIを計算する数式は

$$= E7/(D7/100)^2$$

になります（/100は身長のcm表記をmに換算するためのものです）．

| L7 | ▼ | : | × ✓ f_x | =E7/(D7/100)^2 |

	A	B	C	D	E	F	G	H	I	J	K	L	M
1	サンプルデータ												
2													
3	48人の性、年齢、身長、体重、収縮期血圧、拡張期血圧、家族歴												
4													
5			年齢	身長	体重	収縮期血圧	拡張期血圧			家族歴（0:なし、1:あり）			
6	番号	性	（歳）	(cm)	(kg)	(mmHg)	(mmHg)	高血圧	脳血管疾患	糖尿病	心疾患	BMI	
7	1	1	45	152	57	140	70	1	0	1	0	24.67	
8	2	1	52	173	78	134	68	1	0	0	0	26.06	
9	3	1	48	172	83	146	86	1	1	0	1	28.06	
10	4	1	66	178	58	194	76	0	0	0	0	18.31	
11	6	1	53	175	66	154	88	1	0	0	0	21.55	
12	10	1	56	165	68	164	90	0	0	1	0	24.98	
13	11	1	49	176	68	132	88	0	0	0	0	21.95	
14	12	1	44	165	60	112	78	1	1	0	0	22.04	
15	14	1	62	153	63	128	68	1	0	1	0	26.91	
16	18	1	64	181	66	150	74	0	0	0	0	20.15	
17	19	1	55	160	74	144	82	0	0	0	0	28.91	
18	23	1	51	170	65	98	68	0	0	0	0	22.49	
19	24	1	51	159	51	120	76	1	0	0	0	20.17	
20	25	1	62	151	52	130	86	0	1	0	0	22.81	
21	27	1	56	177	82	170	66	0	0	0	0	26.17	
22	29	1	53	159	45	132	52	1	0	1	1	17.80	
23	30	1	60	170	66	136	88	0	1	0	0	22.84	
24	36	1	55	158	53	158	98	1	0	0	1	21.23	
25	37	1	62	163	67	122	70	0	1	0	0	25.22	
26	38	1	48	186	69	154	78	0	0	1	0	19.94	
27	40	1	56	170	74	124	82	1	1	0	0	25.61	
28	43	1	54	170	87	136	86	1	0	0	0	30.10	
29	48	1	48	171	71	142	76	1	1	1	1	24.28	

●この表のExcelデータは，診断と治療社のホームページ上（http://www.shindan.co.jp/）の本書のページに掲載されています．

1）男女総数での BMI と収縮期血圧の 1 次回帰係数

　回帰係数を求める前に，身長と体重の場合と同様に，散布図を描いて相関係数を出してみましょう．

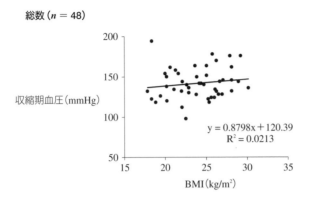

総数（$n = 48$）

$$y = 0.8798x + 120.39$$
$$R^2 = 0.0213$$

　断面調査のデータではありますが，BMI が高いほど収縮期血圧が高いという因果関係が推定されるため，BMI を x 軸に，収縮期血圧を y 軸にとっています．BMI が低く収縮期血圧が高いところにあるはずれ値のようなプロットが目を引きますが，全体として相関は明らかではありません．表に相関係数とその区間推定と検定の結果を示します[16]．

相関係数 (r)	標本サイズ (n)	フィッシャー変換値 (z)	z の標準誤差	z の 95%信頼区間	
				下限	上限
0.146	48	0.147	0.149	-0.145	0.439

相関係数の信頼区間		t 値	p 値
下限	上限		
-0.144	0.413	1.001	0.322

回帰直線の傾き	= SLOPE (F7:F54,L7:L54)	0.880
回帰直線の切片	= INTERCEPT (F7:F54,L7:L54)	120.4
決定係数 (R^2)	= RSQ (F7:F54,L7:L54)	0.021

　相関係数は 0.146 で，統計学的に有意ではありません．1 次回帰係数は回帰直線の傾きで，Excel の関数 **SLOPE** を使って 0.880 と計算されます．回帰係数の切片と決定係数（次ページ参照）もそれぞれ関数 **INTERCEPT** と関数 **RSQ** から 120.4 と 0.021 と計算されます．これらの数値が散布図上にも回帰直線とともに示されていますが，これらの表示は，散布図上の適当なプロット（データ点）を右クリックして出てくるメニューで切り替えることができます[17]．

　さて，回帰係数の推定と検定には Excel の［**分析ツール**］を活用します．なお，回帰係数が統計学的に有意というのは，「回帰係数（回帰

[16] **注** Excel の数式は **64 ページ**と **66 ページ**の表を参照してください．

◀この表の Excel データは，診断と治療社のホームページ上（http://www.shindan.co.jp/）の本書のページに掲載されています．

[17] **注** ［**近似曲線の追加**］で表示される［**近似曲線の書式設定**］の［**近似曲線のオプション**］で［**線形近似**］を選びます．また下部にある［**グラフに数式を表示する**］と［**グラフに R-2 乗値を表示する**］にチェックを入れると 1 次回帰直線と回帰式，R^2（相関係数の 2 乗値）が表示されます．

直線の傾き）が0」という帰無仮説を棄却できるということです．次の
図は分析ツールの回帰分析の画面です．入力 Y 範囲と入力 X 範囲に，
それぞれ収縮期血圧と BMI のデータの範囲を指定します[*18]．

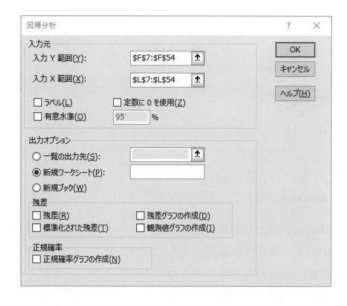

*18 **注**　散布図の y 軸，x 軸に対応
しています．Y 範囲と X 範囲の
指定を逆にすると，結果が違って
くるので注意してください（相関
係数ではそのようなことはありま
せん）．

その結果を表に示します．

	回帰統計
重相関 R	0.146019
重決定 R2	0.021322
補正 R2	4.6E−05
標準誤差	19.20575
観測数	48

◀ この表の Excel データは，診断と
治療社のホームページ上
（http://www.shindan.co.jp/）の本書の
ページに掲載されています．

分散分析表

	自由度	変動	分散	観測された分散比	有意 F
回帰	1	369.6575	369.6575	1.002160052	0.322026
残差	46	16967.59	368.8607		
合計	47	17337.25			

	係数	標準誤差	t	P-値	下限 95%	上限 95%	下限 95.0%	上限 95.0%
切片	120.394	21.14091	5.694835	8.28181E−07	77.83959	162.9484	77.83959	162.9484
X 値 1	0.879845	0.878896	1.001079	0.322025569	−0.88928	2.64897	−0.88928	2.64897

◀ この表の t は t 値を，P-値は p 値
を表しています．

回帰係数（表では X 値1で示された係数），切片，**決定係数**（表では**重
決定 R2**）は，先ほど計算した結果と同じです．決定係数は回帰式の
精度（当てはまりのよさ）を意味する係数ですが，相関係数（表では重
相関 R）が0に近いことから，決定係数も0に近い数値となっていま
す[*19]．補正 R2 は自由度を補正した決定係数です．分散分析表は回帰
式の有効性を検定しています．「有意 F」の数値（p 値に相当します）よ
り，統計学的に有意ではないことがわかります（分散分析の詳細はⅢ

*19 **メモ**　決定係数は0〜1の値を
とり，1に近いほど回帰式の精度
が高いことを示します．

章の「05　分散分析，共分散分析，共分散構造分析」（101 ページ）を
ご参照ください）．回帰係数の p 値は 0.32 で，95％信頼区間の範囲も
0 を含むので，統計学的に有意ではありません．BMI が高いほど収縮
期血圧が高いとはいえないことがわかります．

2) 男女別の BMI と収縮期血圧の 1 次回帰係数

今度は男女別での BMI と収縮期血圧の 1 次回帰係数を求めて
みましょう．

男女それぞれの散布図を示します．

男（$n = 23$）

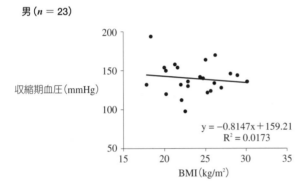

女（$n = 25$）

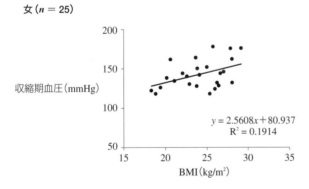

BMI と収縮期血圧の場合も，散布図の形が男女で異なるようです．

表に男女それぞれの相関係数とその区間推定と検定の結果を示しま
す．

	相関係数	標本サイズ	相関係数の 95％信頼区間		t 値	p 値
	(r)	(n)	下限	上限		
男	−0.131	23	−0.516	0.297	−0.608	0.550
女	0.437	25	0.051	0.710	2.333	0.029

この表の Excel データは，診断と
治療社のホームページ上
（http://www.shindan.co.jp/）の本書の
ページに掲載されています．

男の相関係数は−0.131，p 値は 0.550 で統計学的に有意ではありませんが，女の相関係数は 0.437，p 値は 0.029 で有意です．なお，男の相関係数の検定で負の t 値が得られていますが，p 値の計算には t 値の絶対値（負の符号をとった値）を与えています[20]．女では BMI と収縮期血圧に，正の，中程度の相関がみられることから，BMI が高いほど収縮期血圧が高いという関係が回帰分析でも得られそうです．

回帰分析の結果をまとめたものが以下の表です．

		値	Excel の数式
男	回帰直線の傾き	−0.815	= SLOPE（F7:F29,L7:L29）
	回帰直線の切片	159.2	= INTERCEPT（F7:F29,L7:L29）
	決定係数（R^2）	0.017	= RSQ（F7:F29,L7:L29）
女	回帰直線の傾き	2.561	= SLOPE（F30:F54,L30:L54）
	回帰直線の切片	80.9	= INTERCEPT（F30:F54,L30:L54）
	決定係数（R^2）	0.191	= RSQ（F30:F54,L30:L54）

回帰係数は，女で統計学的に有意であることがわかります．決定係数も女の方が男より大きな値となっており，回帰式の精度が高いことがわかります．

［**分析ツール**］による結果は以下のとおりです．

男

	回帰統計
重相関 R	0.13142
重決定 R2	0.017271
補正 R2	−0.02953
標準誤差	20.78524
観測数	23

分散分析表

	自由度	変動	分散	観測された分散比	有意 F
回帰	1	159.4468	159.4468	0.369067394	0.550027
残差	21	9072.553	432.0263		
合計	22	9232			

	係数	標準誤差	t	P-値	下限 95%	上限 95%	下限 95.0%	上限 95.0%
切片	159.2078	31.91294	4.988816	6.15419E−05	92.84118	225.5744	92.84118	225.5744
X 値 1	−0.81473	1.341092	−0.60751	0.550026602	−3.60368	1.974228	−3.60368	1.974228

[20] （補足）　Excel の数式は

$$= T.DIST.2T（C96 * (−1), C82−2）$$

としました．

◀ この表の Excel データは，診断と治療社のホームページ上（http://www.shindan.co.jp/）の本書のページに掲載されています．

◀ この表の Excel データは，診断と治療社のホームページ上（http://www.shindan.co.jp/）の本書のページに掲載されています．

女

	回帰統計
重相関 R	0.437443
重決定 R2	0.191357
補正 R2	0.156198
標準誤差	16.79382
観測数	25

分散分析表

	自由度	変動	分散	観測された分散比	有意 F
回帰	1	1535.018	1535.018	5.442705325	0.028759
残差	23	6486.742	282.0322		
合計	24	8021.76			

	係数	標準誤差	t	P-値	下限 95%	上限 95%	下限 95.0%	上限 95.0%
切片	80.93658	26.66096	3.035771	0.005874753	25.78424	136.0889	25.78424	136.0889
X 値 1	2.56083	1.097674	2.332961	0.028758718	0.290122	4.831539	0.290122	4.831539

Ⓒ これだけはやってはいけない

　以上の説明のように，男女総数の分析ではわからなかった傾向が，男女別では明らかになることがあります．ただ，このような性別あるいは年齢階級別などの分析[21]を探索的に繰り返すと，偶然に統計学的に有意な結果が得られることがあるため，研究計画の段階からどのような分析を行うかをあらかじめ決めておかなければなりません．サブグループ解析を行って一部のグループで有意な結果が出たからといって，research question を変更することは許されません[22]．

*21　補足　**サブグループ分析**といいます．

*22　補足　野球の試合で得点は少なかったけど，ヒットの数は相手チームより多かったということはよくあります．そこでルールを変えて，「打ったヒットの数が多いチームの方が勝ち」とすることはないでしょう．Research question の変更はこれと同じことなのです．

［参考文献］
・櫻井　勝，他．相関係数．中村好一（編）．論文を正しく読み書くためのやさしい統計学．改訂第3版．診断と治療社，2019：51-57.
・黒沢洋一，線形回帰．中村好一（編）．論文を正しく読み書くためのやさしい統計学．改訂第3版．診断と治療社，2019：58-67.
・大木秀一．基本からわかる看護統計学入門．改訂第2版．医歯薬出版，2016.
・涌井良幸，他．図解でわかる回帰分析．日本実業出版社，2002.
・中山和弘．相関図，回帰直線，相関係数．看護学のための多変量解析入門．医学書院，2018：41-55.

（西　信雄，米倉佑貴）

📝 問題

　サンプルデータの男女総数の収縮期血圧と拡張期血圧について，
１ 拡張期血圧を x 軸，収縮期血圧を y 軸に配した散布図を描いてみましょう．
２ 相関係数を求めて，推定と検定をしてみましょう．
３ Excel の［分析ツール］を用いて，1次回帰係数の推定と検定をしてみましょう．

➡解答は 170 ページ

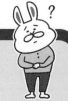

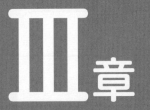

Ⅲ章

使えなくても理解できるようにしておこう

―生兵法はケガのもと，専門家と組んで解析したい―

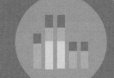

Ⅲ章では疫学研究や臨床研究で用いる統計手法を解説します．

疫学研究や臨床研究における指標や考え方も数多く出てきます．

ある程度の解説はその都度していますが，すべてにわたっているわけではありません．

わかりにくい表現があったら，疫学の入門書などで確認してください．

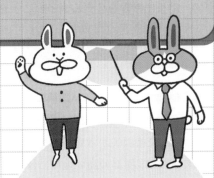

● 01 ●

交絡因子

A 交絡因子とは

交絡因子 (confounding factor) は疫学研究において重要な要素です. 交絡因子を考慮しないままに研究を進めると, 本来の結果と異なる結果を生み出してしまうことがあります. 研究を計画する段階で, 何が交絡因子と想定されるかを, あらかじめ十分に検討しておく必要があります.

交絡因子とは, 原因 (曝露) と結果 (帰結:アウトカム) という流れの中で, 結果に影響を与える因子のことをいいます.

> [例1] 標高と心血管疾患による死亡率についてのニューメキシコの調査を例に紹介します[*1, 2].

ある研究で, 標高が高い地域に住む人ほど, 心血管疾患による死亡率が低値であることが報告されました. しかし, この研究では,「民族」という交絡因子が考慮されていませんでした. 実は, ヒスパニック系の人々は, 標高の高い地域に住んでいる傾向があり, またさらに, 他の民族よりも, 心血管疾患の発症率が低値だったのです. このように, 標高と心血管疾患による死亡率について議論をするときに,「民族」という交絡因子が認識されないままに結果を出したため, 見かけ上,「標高と心血管疾患による死亡とが関連している」という結果を生み出してしまったのです.

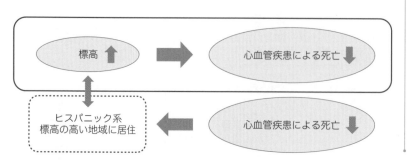

*1 文献 中村好一. 交絡因子とその制御. 基礎から学ぶ楽しい疫学. 第4版. 医学書院, 2020:104-121.

*2 文献 Buechely RW, et al. Altitude and ischemic heart disease in tricultural New Mexico: an example of confounding. Am J Epidemiol 1979; 109: 663-666.

> [例2]　マグネシウムを摂取すること（曝露）が，早産とどのように関連しているか（帰結）というケースを考えます[*3].

*3　**文献**　Howards PP. An overview of confounding. Part 1: the concept and how to address it. Acta Obstet Gynecol Scand 2018;97:394-399.

　マグネシウムの摂取量（曝露）と早産の発症率（帰結）を調査し，マグネシウム摂取が，早産に予防的に働くという結果が得られたと考えます．このとき，35歳以上の妊婦の方が，35歳未満の妊婦よりもマグネシウム摂取量が多く，さらに，年齢的にも早産を生じやすいと想定するとどうなるでしょうか．年齢別に結果を解析していれば，それぞれの年齢層において，マグネシウム摂取が早産とどのように関連しているかを明らかにすることができます．しかし，年齢という影響を無視し全体で解析をした場合，マグネシウム摂取の予防効果は，実際よりも弱いものであるとの結果を示すおそれがあります．なぜなら，早産を生じるリスクの高い人（35歳以上の妊婦）においてマグネシウムの摂取量が多いからです．

　これらの例のように，結果に影響を与える因子を交絡因子といい，下記のように要件が定義されています．
　①交絡因子が帰結の危険因子であること
　②交絡因子が曝露と関連があること
　③交絡因子が曝露と帰結の中間過程ではないこと
　以下のように模式的に示すとわかりやすいです．

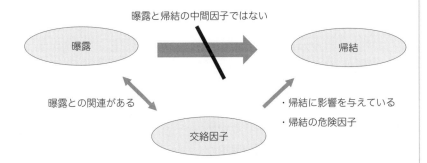

　［例1］では，「民族」は帰結の危険因子（この場合は心血管疾患による死亡）であり，曝露となる標高の高い地域とも関連があります．多くの研究で，年齢・性別・人種などは，交絡因子として扱われます．
　ここで，中間過程という意味について考えましょう．中間過程とは，中間因子ともよばれますが，曝露⇒因子⇒帰結という流れが成立するときに，この因子を中間因子といいます．［例1］で考えてみると，「標高が高い地域に住む結果，民族が確定し，その結果，心血管疾患による死亡率が低下する」という流れは，不自然で通常はありえないこと

だとわかります．つまり，民族は中間因子ではないということがわかります．

　[例2]では，年齢は早産の危険因子で，マグネシウム摂取と年齢とは関連がありますね．マグネシウム摂取で年齢が変わるわけではないですし，年齢は中間因子とは考えられません．

　以上のことから，[例1][例2]の人種・民族と年齢は交絡因子と考えられます．

B　交絡因子の制御

　次に，交絡因子を制御する方法について解説します．先行研究から，交絡因子として何を想定すべきか，おおよその目途をつけて対処しておくことができます．また，実際に交絡因子と想定されるデータを収集し，解析を行う段階で，統計学的手法を用いてこれらの交絡因子による影響を制御することもできます．

　つまり，交絡因子の制御には，大きく分けると以下の表の1) 2) の2つの方法があります．

交絡因子を制御する方法	
1) 計画段階で 　制御する方法	①　無作為化 ②　限定 ③　マッチング
2) 解析段階で 　制御する方法	①　層化 ②　多変量解析

1) 計画段階で制御する方法
❶ 無作為化（ランダム化）
　無作為化では，研究対象を「曝露群」と「非曝露群」に無作為に割り付けます．これにより，対象の曝露状況を等しく分布させることが期待できます．サンプルサイズが大きい場合には，未知・既知の因子のすべてを制御することが期待されます．しかし，無作為化は，調査する側が曝露を対象者に割り付けることができる「介入研究」にしか適用できません．

❷ 限定
　限定では，交絡因子の1つの状態のみを観察対象とします．たとえば，年齢が交絡因子と考えられる場合に，特定の年齢に絞って研究をすることができます．しかし，未知の因子については制御ができないという面もあります．また，特定の年齢のみの観察となるため，得られた結果を一般化することが難しいという面もあります．

❸ マッチング

　マッチングは，2群で交絡因子の分布が等しくなるように対象者の設定を行います．たとえば，症例対照研究で曝露群と非曝露群という2つの群において，交絡因子となる性別や年齢の分布を等しくなるように対象者を選定します[*4]．マッチングでは，マッチした項目が危険因子と関連している場合，危険因子として観察されなくなること（オーバーマッチング）に注意が必要です．たとえば，「痔核の有無」と「直腸がん発症」との関連を調査した後方視的コホート研究があります[*5]．この研究では以下の3つの解析の仕方を提示しています．

　①年齢と性別をマッチング

　②傾向スコアマッチングを用いて合併症や社会経済状況をマッチング（ただし直腸内視鏡・直腸の腺腫・虫垂切除歴の有無はマッチングしない）

　③傾向スコアマッチングを用いて合併症や社会経済状況をマッチング（直腸内視鏡・直腸の腺腫・虫垂切除歴の有無もマッチングする）

　いずれの解析でも，「痔核の有無」が「直腸がん発症」と関連していることが示されましたが，3つ目の解析では，「痔核がある群」で「直腸がん発症率が低い」という逆の結果となりました．つまり，直腸内視鏡・直腸の腺腫・虫垂切除歴の有無をマッチングさせたことで，オーバーマッチングが生じたと考えられます．痔核があることで，直腸内視鏡の機会が増え，結果として直腸がんを検出しやすいという可能性も考えられます．この場合，直腸内視鏡の有無は交絡因子ではなく，中間因子となります．しかし，これをマッチングさせてしまうことで，「痔核の有無」と「直腸がんの発症」との関連を過小評価してしまうのです．

*4　例　性別と年齢でマッチング

曝露群

非曝露群

*5　文献　Wu EB, et al. Colorectal cancer risk in patients with hemorrhoids: a 10-year population-based retrospective cohort study. Int J Environ Res Public Health 2021;18:8655.

2) 解析段階で制御する方法

❶ 層化

　層化では，交絡因子の層ごとに解析を行います．以下のように性別・年齢別に心疾患による死亡率について年次推移を観察することができます[*6]．ここで，2005年から2020年にかけて人口の構成が変化していたとすると，この図では真の結果とは少しずれていることになってしまいます．

*6　文献　厚生労働省：人口動態統計．政府統計の総合窓口（e-Stat）https://www.e-stat.go.jp/.

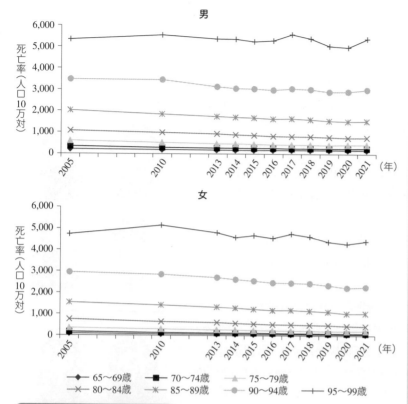

心疾患による死亡率（年次推移）

65歳未満はグラフより省略

〔厚生労働省：人口動態統計．政府統計の総合窓口 (e-Stat)　https://www.e-stat.go.jp/ より作成〕

そこで，「年齢調整死亡率」というものを以下のように算出します．

年齢調整死亡率（直接法）

$$= \frac{\Sigma\left(\begin{array}{l}\text{心疾患による}\\\text{年齢階級 } i \text{ の死亡率}\end{array} \times \begin{array}{l}\text{基準集団の}\\\text{年齢階級 } i \text{ の人口}\end{array}\right)}{\text{基準集団の総人口}}$$

　直接法を用いて年齢調整を行うと，人口構成が各年で異なる影響を除去したうえで，観察することができます．

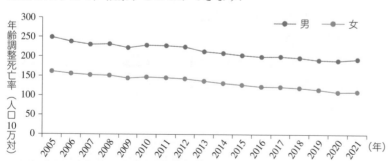

心疾患による年齢調整死亡率（年次推移）

〔厚生労働省：人口動態統計．政府統計の総合窓口 (e-Stat)　https://www.e-stat.go.jp/ より作成〕

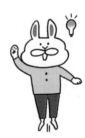

　これは，層化の1つです．これまでは，一般的には，昭和60年モデル人口〔昭和60年(1985年)の国勢調査人口をもとに補正した人口〕が用いられていましたが，令和2年(2020年)からは平成27年モデル人口〔平成27年(2015年)の国勢調査人口をもとに補正した人口〕が用いられています(ただし，この研究では，2001年の人口を基準人口としています)．もう1つの方法として，間接法があります．間接法では，標準化死亡比(standardized mortality ratio：SMR)を以下のように計算します．

$$標準化死亡比(SMR) = \frac{実際の死亡数}{全体の期待死亡数}$$

　ここで，全体の期待死亡数は，「観察集団が基準集団と同じ死亡率であったと仮定する場合に観察されたはずの死亡数」を意味し，以下のような式で求められます．

全体の期待死亡数 ＝ Σ 年齢階級 i の期待死亡数

　　　　　　　　(つまり年齢階級別期待死亡数を全年齢で全年齢階級分合計したもの)

　　　　　　 ＝ Σ (観察集団の年齢階級 i の人口 × 基準集団の年齢階級 i の死亡率)

　あくまで SMR は基準となる集団と比べてどのくらい死亡率が高いかを示しており，SMR の値を県同士で相互比較するなどは慎重に行う必要があります[7, 8]．

[7] **メモ** 直接法で求めた年齢調整死亡率の相互比較は全く問題ありません．

[8] **文献** 中村好一．交絡因子とその制御．基礎から学ぶ楽しい疫学．第4版．医学書院，2020：104-121．

[9] **文献** Nakamura Y, et al. Relationships between smoking habits and other behavior factors among males: from the results of the 1990 National Cardiovascular Survey in Japan. J Epidemiol 1996;6:87-91.

📋 COLUMN

「ライター所持」と「肺がん」の関係

　編者の好きな交絡因子の例として，「ライター所持」と「肺がん」の関係があります．この場合のライターは物書き(writer)ではなく，火をつけるライター(lighter)です．

　こんな観察を行う人はまずいないでしょうが，疫学研究を行うと，ライター所持は肺がんのみならず多くの疾患と関連しています．しかし，これは喫煙という交絡因子の影響を介しての見かけ上の関係で，どのような人がライターを持っているかを考えればすぐにわかること

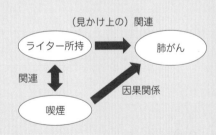

です．しかし，「ライター所持」が「飲酒」であれば，ありそうな話となり，交絡因子としての喫煙の影響をきちんと排除しないと，真の飲酒と肺がんの関連はわかりません．

　ちなみに，喫煙と飲酒は関連している(喫煙者群では飲酒者の割合が高い)と一般に信じられているようですが，実はきちんとしたデータは少ないのです[9]．　　　　　　　　　　(この COLUMN は中村好一)

❷ 多変量解析

　多変量解析では，専用のソフトを用いて，交絡因子をモデルに組み込んで解析します．様々な多変量解析の種類がありますが，いずれの方法でも，交絡因子を考慮したうえで，曝露が帰結に与える影響について示すことができます．

◆・◆・◆・◆・◆・◆・◆・◆・◆・◆・◆・◆・◆・◆・◆

　このように，交絡因子には様々な制御方法がありますが，最初に述べたように，研究の準備段階から考慮に入れておくことが重要です．

（松原優里）

✏ **問題**

　喫煙と虚血性心疾患の関連を疫学的に観察する際に，交絡因子として作用する可能性があるものをあげてみましょう．　　　　　　　　　　　　　　　　　　　**➡解答は 171 ページ**

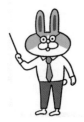

● 02 ●

層化解析（マンテル・ヘンツェル法）

解析の段階での交絡因子の制御方法には，①層化，②多変量解析（数学的モデリング），の2つがあることに**「01　交絡因子」**（76ページ）でふれました．ここでは①の層化とその応用であるマンテル・ヘンツェル法について説明します．②の多変量解析については**「03　ロジスティック回帰分析」**（92ページ）以降で順次紹介します．

A 層化とは

交絡因子を制御する目的で，解析対象者を交絡因子について均一な2つ以上のサブグループ（層）に分けて解析を行うことを**層化**といいます．層に分けた後に，オッズ比や相対危険などの曝露と疾病の関連の指標を各層ごとに計算します．

頻繁に行われる男女別の層化解析を例にとってみましょう．

この場合は性別を交絡因子と想定しています．まず，曝露や疾病についてのデータ以外に，全解析対象者の性別がわかっている必要があります．次に，全解析対象者を男性のみの層と女性のみの層の2つに分けます．これにより性別が均質な2つの層が得られます．次に男性の層，女性の層，それぞれでの関連の指標を計算します．こうして得られた関連の指標は性別の影響が取り除かれたものとなります．最後に，全解析対象者，男性の層，女性の層での関連の指標を比較し，性別が曝露と疾病の関連へ及ぼした影響を検討します．

性別以外では年齢階級別，喫煙状況別，職業別などの層化解析がよくみられます．性別と喫煙状況別（喫煙者と非喫煙者）のように2つ以上の交絡因子についての層化解析を行うこともできます．この場合には解析対象者全体を4つの層に分けます[*1]．交絡因子と想定する変数が年齢や測定値などの数量データの場合は，そのままでは層化を行

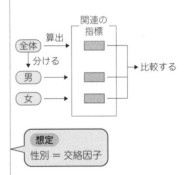

想定
性別 ＝ 交絡因子

*1 **メモ** 男性の喫煙者，男性の非喫煙者，女性の喫煙者，女性の非喫煙者，の4つとなります．

うことはできないので，数量データを質的データに変換してから，質的データのカテゴリーに従って層化を行う必要があります[*2]．この際，情報量が減るのは避けられないことに留意してください．また，数量データを質的データに変換する際には，どの値で分割するかということについて研究者の主観が入るので，できるだけ一般的で受け入れられやすい分け方を採用しましょう．

[*2] メモ　質的データ，数量データについてはⅡ章の「01　代表値，ばらつき」（24ページ）を参照してください．

層化解析は簡単に実行でき，解析を行うにあたって満たすべき条件も少ないという利点があります．この点は，解析段階におけるもう1つの交絡因子の制御方法[*3]である多変量解析との大きな違いです．また，層化解析を行うことにより，曝露と疾病の関連が真の関連なのか，それとも交絡因子によってもたらされたのかということをある程度判断することができます．これについては後述します．

利点

[*3] メモ　78ページ参照

層化解析の欠点としては，各層に含まれる対象者の数が少なくなる場合には，解釈可能な観察ができないことがあげられます．特に，多くの交絡因子について1度に層化解析を行う場合には，層の数が多くなることにより，各層に含まれる対象者の数が少なくなることが避けられないため，注意する必要があります．

欠点

1）層化解析の実際

層化解析を行ってみましょう．

［例1］　ある症例対照研究[*4]で，150人の肺がん患者と150人の肺がんのない対照について飲酒歴を調査したところ，次の表のとおりとなりました．

解析対象者全体（300人）

	飲酒歴あり	飲酒歴なし
肺がんあり	88	62
肺がんなし	68	82

[*4] 補足　**症例対照研究**
　症例群（この場合は肺がん患者）と対照群（肺がんでない人）の間で過去の曝露歴（この場合は飲酒歴）を比較する疫学研究の1つの方法です．

解析対象者全体でのオッズ比は1.7[*5]です．

喫煙が肺がんの危険因子であることはすでに知られているので，肺がんについて検討する際には喫煙の影響を無視できません．また，飲酒歴と喫煙歴に関連があることも過去の研究から明らかとなっています．そこで，この研究でも喫煙歴が交絡因子として作用している可能性を考慮し，喫煙歴の有無による層化解析を実施しました．調査に際

[*5]
$$\dfrac{\frac{88}{62}}{\frac{68}{82}}$$
⬅

想定
喫煙歴 ＝ 交絡因子

しては喫煙歴についても質問しており，喫煙歴ありとなしがそれぞれ
80 人と 220 人でした．

喫煙歴あり（80 人）

	飲酒歴あり	飲酒歴なし
肺がんあり	49	11
肺がんなし	16	4

喫煙歴ありの層でのオッズ比は 1.1 [*6] です．

喫煙歴なし（220 人）

	飲酒歴あり	飲酒歴なし
肺がんあり	39	51
肺がんなし	52	78

喫煙歴なしの層でのオッズ比は 1.1 [*7] です．

　これらの結果をどのように解釈すればよいでしょうか．

2）層化解析の解釈

　1）では喫煙歴の有無による層化解析を実施し，各層でのオッズ比を求めました．これらを解析対象者全体で計算したオッズ比と比べてみましょう．

　解析対象者全体での観察ではオッズ比は 1.7 でしたから，飲酒歴と肺がんに関連があるようにみえましたが，層化解析を行うと，2 つの層でのオッズ比は 1 に近くなり，関連があるとはいえない結果となりました．喫煙歴の影響を取り除くと飲酒歴と肺がんの関連は確認できなくなったのですから，解析対象者全体でみられていた飲酒歴と肺がんの関連は交絡因子である喫煙歴によりもたらされていたと考えます．

　ここで，次の分割表をみてください．喫煙歴と飲酒歴および肺がんと喫煙歴の関連についても調査した結果を示しています．

	飲酒歴あり	飲酒歴なし
喫煙歴あり	65	15
喫煙歴なし	91	129

オッズ比 6.1 [*8]

	喫煙歴あり	喫煙歴なし
肺がんあり	60	90
肺がんなし	20	130

オッズ比 4.3 [*9]

[*6]
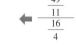
$$\frac{\frac{49}{11}}{\frac{16}{4}}$$

[*7]
$$\frac{\frac{39}{51}}{\frac{52}{78}}$$

[*8]
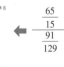
$$\frac{\frac{65}{15}}{\frac{91}{129}}$$

[*9]
$$\frac{\frac{60}{90}}{\frac{20}{130}}$$

　喫煙歴と飲酒歴のオッズ比は 6.1，喫煙歴と肺がんのオッズ比は 4.3 となっています．これは喫煙歴と飲酒歴および喫煙歴と肺がん発症に関連があることを示しています．喫煙歴は飲酒歴と肺がん発症の関連において，交絡因子の条件を満たすということがわかります．

[例2]　次の例をみてみましょう．脂質異常症のあった 4,000 人と，なかった 6,000 人を 10 年間追跡し，心筋梗塞の発症について検討したコホート研究の結果を示します．

解析対象者全体 (10,000 人)

	心筋梗塞あり	追跡開始時の人数
脂質異常症あり	48	4,000
脂質異常症なし	32	6,000

相対危険として累積罹患率[10]の比を求めます．相対危険は 2.3[11] です．

　教育歴が交絡因子として作用している可能性を考慮し，教育歴による層化解析を実施しました[12]．

大学入学以上の教育歴 (6,000 人)

	心筋梗塞あり	追跡開始時の人数
脂質異常症あり	18	2,400
脂質異常症なし	12	3,600

相対危険は 2.3[13] です．

高校卒業以下の教育歴 (4,000 人)

	心筋梗塞あり	追跡開始時の人数
脂質異常症あり	30	1,600
脂質異常症なし	20	2,400

相対危険は 2.3[14] です．

　ここでは，解析対象者全体で確認された相対危険と近い値の相対危険が，教育歴の高い層および低い層で確認されています．教育歴の影響を取り除いても，脂質異常症と心筋梗塞発症の関連は引き続き観察されたため，教育歴が交絡因子として脂質異常症と心筋梗塞の関連に影響を及ぼした可能性は低くなります．

[10]　補足　累積罹患率は疫学研究における疾病の頻度観察の指標の 1 つです．観察開始時の対象者のうち，一定の期間で目的とする疾患に罹患した人の割合をいいます．ここの例では，全体では 1 万人を観察し，10 年間で 80 人の心筋梗塞が発生しているので，10 年間の累積罹患率は「人口 1 万対 80」，あるいは「0.8%」と表現します．

[11]　◀　脂質異常症あり群では 4,000 人に対して 10 年間で心筋梗塞が 48 人発症したので，累積罹患率は $\frac{48}{4000} = 1.20\%$，同様に脂質異常症なし群では $\frac{32}{6000} = 0.53\%$です．したがって，脂質異常症なし群に対する脂質異常症あり群の相対危険は $\frac{1.20\%}{0.53\%} = 2.3$ となります．

想定
教育歴 = 交絡因子

[12]　補足　交絡因子になりそうにない因子の例として教育歴をあげました．

[13]　◀ $\dfrac{\frac{18}{2400}}{\frac{12}{3600}}$

[14]　◀ $\dfrac{\frac{30}{1600}}{\frac{20}{2400}}$

[例3] さらに次の例をみてみましょう．喫煙歴のある 2,600 人と喫煙歴のない 8,400 人を 10 年間追跡し，脳卒中の発症について検討したコホート研究の結果を示します．

解析対象者全体（11,000 人）

	脳卒中あり	追跡開始時の人数
喫煙歴あり	115	2,600
喫煙歴なし	285	8,400

相対危険として累積罹患率の比を求めます．相対危険は 1.3 [*15] です．

飲酒が交絡因子として作用している可能性を考慮し，飲酒歴による層化解析を実施しました．

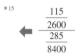

*15　$\dfrac{\frac{115}{2600}}{\frac{285}{8400}}$

飲酒歴あり（6,000 人）

	脳卒中あり	追跡開始時の人数
喫煙歴あり	30	600
喫煙歴なし	170	5,400

相対危険は 1.6 [*16] です．

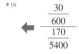

*16　$\dfrac{\frac{30}{600}}{\frac{170}{5400}}$

飲酒歴なし（5,000 人）

	脳卒中あり	追跡開始時の人数
喫煙歴あり	85	2,000
喫煙歴なし	115	3,000

相対危険は 1.1 [*17] です．

*17　$\dfrac{\frac{85}{2000}}{\frac{115}{3000}}$

解析対象者全体，飲酒歴ありの層，飲酒歴なしの層での相対危険がそれぞれ違う値です．飲酒歴ありの層となしの層に注目すると，ありの層となしの層での相対危険の大きさは違っており，ありの層の方がなしの層での相対危険より大きな値となっていることがわかります．このような場合には，交絡ではなく，**作用修飾**（または**交互作用**）が存在したと解釈されます．ある変数のカテゴリーに基づいて層化を行うと，層ごとにその変数の内容や大きさが異なります．このことにより，曝露と疾病の関連の強さに違いがみられる場合に，この変数を作用修飾因子といいます．この例では，喫煙と脳卒中の関連において飲酒が関連をより強くする作用修飾因子として働いていたことになります．

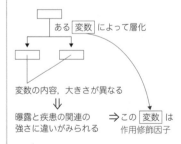

交絡因子は曝露と疾病の関係をねじ曲げる因子であることから，制御する必要がありますが，作用修飾因子は生物学的な機序により生じるものなので，その必要はありません．作用修飾因子が存在することをありのままに記述すればよいのです．

B　マンテル・ヘンツェル法[18]

　層化解析では，各層に含まれる解析対象者の数が少ない[19]と，解釈可能な観察ができなくなる可能性が高くなることは前述しました．また，層の数が多い場合には，解析対象者全体と各層の関連の指標を比較検討する作業が複雑となります．マンテル・ヘンツェル法を実施することにより，これらの問題を解決することができます．**マンテル・ヘンツェル法**は各層ごとに計算された関連の指標を統合する手法です．

　統合する際には各層の対象者数で重みづけを行います．マンテル・ヘンツェル法は症例対照研究，コホート研究，介入研究で利用され，症例対照研究ではオッズ比，コホート研究，介入研究では累積罹患率や罹患率の比を計算します．計算されたこれらの指標について，統計学的に有意かどうかの検定を行ったり，区間推定を行ったりすることができます．

1）マンテル・ヘンツェル法の実際

❶ マンテル・ヘンツェル法によるオッズ比の求め方

　症例対照研究において関連の指標を求める際には，**オッズ比を計算**します．交絡因子を調整したオッズ比を計算する方法として，「❹層化とは」で層化解析を紹介しました．マンテル・ヘンツェル法は，対象者全体を交絡因子のカテゴリーに従って層に分けるまでは同じ手順です．層化解析ではオッズ比を層ごとに計算しますが，マンテル・ヘンツェル法では1つにまとめた全体のオッズ比を求めます．1つにまとめるといっても，単純に足し合わせるのではなく，各層に含まれる対象者の数で重みづけをしたうえで足し合わせます．マンテル・ヘンツェル法によるオッズ比は次のように求めます．

_i_ 番目の層の分割表

	曝露あり	曝露なし
疾病あり	a_i	c_i
疾病なし	b_i	d_i

$n_i = a_i + b_i + c_i + d_i$　（総数）

$$OR = \frac{\sum \dfrac{a_i d_i}{n_i}}{\sum \dfrac{b_i c_i}{n_i}}$$　（マンテル・ヘンツェル法によるオッズ比）[20]

---

[18] **メモ**　1959年にMantelとHaenszelが発表した論文中で紹介された手法であるため，マンテル・ヘンツェル法といいます．
Mantel N, et al. Statistical aspects of the analysis of data from retrospective studies of disease. J Natl Cancer Inst 1959; 22: 719-748.

[19] **メモ**　解析対象者全体の数が少ない場合や，層の数が多い場合です．

症例対照研究

層化解析	マンテル・ヘンツェル法

対象者全体　←　交絡因子による

層ごとのオッズ比を計算する　／　全体のオッズ比を計算する

各層に含まれる対象者数で重みづけを行って足しあわせる

[20] **メモ**　症例対照研究ではオッズ比（odds ratio：_OR_）を計算します．_OR_ が症例対照研究における相対危険になります．

85 ページ上部のデータを使ってマンテル・ヘンツェル法による
オッズ比を計算してみましょう．

$$OR = \frac{\sum \dfrac{a_i d_i}{n_i}}{\sum \dfrac{b_i c_i}{n_i}} = \frac{\dfrac{49 \times 4}{80} + \dfrac{39 \times 78}{220}}{\dfrac{11 \times 16}{80} + \dfrac{51 \times 52}{220}} = 1.1$$

❷ マンテル・ヘンツェル法による累積罹患率や罹患率の比の求め方

コホート研究や介入研究において関連の指標を求める際には，相対
危険として累積罹患率や罹患率の比を計算します．マンテル・ヘン
ツェル法による相対危険の計算式は次のとおりです．

> コホート研究や介入研究

i 番目の層の分割表

	罹患数（死亡数）	観察人年
曝露あり	a_i	N_{1i}
曝露なし	b_i	N_{0i}

$$N_i = N_{1i} + N_{0i}$$

$$RR = \frac{\sum \dfrac{a_i N_{0i}}{N_i}}{\sum \dfrac{b_i N_{1i}}{N_i}} \quad \text{（マンテル・ヘンツェル法による相対危険）}^{[21]}$$

[21] **メモ** コホート研究や介入研究では罹患率比（rate ratio：RR）を計算します．RR がコホート研究や介入研究における相対危険となります．

実際のデータを使ってマンテル・ヘンツェル法による相対危険
を計算してみましょう．

高血圧のある群とない群を追跡し，心筋梗塞の発症について検討し
たコホート研究の結果を示します．

解析対象者全体

	心筋梗塞あり	観察人年
高血圧あり	50	40,000
高血圧なし	30	80,000

解析対象者全体での相対危険は 3.3 です[22]．

年齢が交絡因子として作用している可能性を考慮し，年齢階級によ
る層化解析を実施しました．

[22]
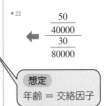

想定
年齢 ＝ 交絡因子

60 歳以上

	心筋梗塞あり	観察人年
高血圧あり	48	28,000
高血圧なし	24	22,000

60 歳未満

	心筋梗塞あり	観察人年
高血圧あり	2	12,000
高血圧なし	6	58,000

マンテル・ヘンツェル法による相対危険は

$$RR = \frac{\sum \frac{a_i N_{0i}}{N_i}}{\sum \frac{b_i N_{1i}}{N_i}} = \frac{\frac{48 \times 22000}{50000} + \frac{2 \times 58000}{70000}}{\frac{24 \times 28000}{50000} + \frac{6 \times 12000}{70000}} = 1.6$$

　年齢が交絡因子として高血圧と心筋梗塞発症の関連に影響を及ぼしていたことがわかります．参考までに，60歳以上の層での相対危険は1.6，60歳未満の層での相対危険は1.6となります．60歳未満の層での心筋梗塞の罹患数は各群で2名および6名と少ないため，相対危険の信頼性は低くなります．このような時には特にマンテル・ヘンツェル法が有効です．

> 層で分けた後の n 数が少なく，相対危険の信頼性が低いとき，マンテル・ヘンツェル法は有効です．

2）マンテル・ヘンツェル法を実施する際の注意

　マンテル・ヘンツェル法を実施する前に確認すべきことが2点あります．

　1つは，交絡因子と想定した変数が本当に交絡因子として曝露と疾病の関連に影響を及ぼしているかどうかです．これは層化解析を行い，関連の指標を比較検討することである程度判断できます．交絡因子として作用していないと判断されるならば，マンテル・ヘンツェル法を実施することは不適切です．

　もう1つ確認すべきことは，曝露と疾病の関連がすべての層で共通して確認されるかどうか，つまり，オッズ比や罹患率比などの関連の指標がすべての層で等しいかどうかです．このことを**均質性**（homogeneity）といいます．これも層化解析を行って評価します．均質性が確認できない場合には，さらに細かく層化するなどの工夫を行うことにより均質性が確認できる場合があります．それでも均質性が確認できない場合は，マンテル・ヘンツェル法以外の方法で交絡因子を制御します．

（定金敦子）

> ⚠ **注意**
> マンテル・ヘンツェル法を実施する前に確認すべきこと
> ① 交絡因子が正しいか
> ② 均質性があるか
> 　（すべての層で関連の指標が等しいかどうか）
> 　↓
> いずれも，層別に解析を行って評価しましょう．

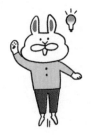

問題

　ある研究で BMI による層化解析を実施したところ，次の表のような結果となりました．マンテル・ヘンツェル法による相対危険（罹患率比）を計算してください．

BMI ＜ 18.5 kg/m²

	心筋梗塞あり	観察人年
高血圧あり	1	2,000
高血圧なし	1	5,000

18.5 kg/m² ≦ BMI ＜ 25.0 kg/m²

	心筋梗塞あり	観察人年
高血圧あり	23	25,000
高血圧なし	47	60,000

BMI ≧ 25.0 kg/m²

	心筋梗塞あり	観察人年
高血圧あり	7	14,000
高血圧なし	6	14,000

➡解答は 171 ページ

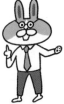

● 03 ●

ロジスティック回帰分析

A ロジスティック回帰分析の概念

　交絡因子の制御方法の1つに，**多変量解析**を用いる方法があります．ロジスティック回帰分析は多変量解析の1つで，専用のソフトを用いて解析を行います．たとえば，ある集団において，BMIと糖尿病の発症についての関連を明らかにする研究があったとします．このとき，糖尿病が「ある」「ない」のそれぞれの集団において，BMIの平均値を比較するという方法もあります．しかし，糖尿病の発症の有無を帰結（アウトカム）とし，BMIが糖尿病の発症リスクにどの程度影響を与えるのかを知りたい場合には，このような平均値の比較は有効ではありません．

　このような場合，糖尿病の発症の有無を帰結とし，そのリスクを明らかにする解析を，多変量解析を用いて行うことができます．このとき，帰結としての従属変数は，疾病の「あり＝1」あるいは「なし＝0」という2つになります．一方，帰結を骨密度などの数値とし，それに関連する要因を調べたい場合には，同じ多変量解析の中でも重回帰分析という方法を使います．

　ここで復習ですが，ある事象が起こる確率をpとすると，確率pは以下のように表されます．

$$確率\,p = \frac{ある事象が起こる数}{全体の数}$$

　一方で，オッズはある事象が起こる確率と起こらない確率の比を表していました．

$$オッズ = \frac{p}{1-p}$$

　ここで，確率pは0〜1の値をとりますが，pが非常に小さい場合，オッズはどんどん0に近づいていきます．しかし，マイナスにはなりません．また，pが大きくなる場合（つまり，1に近い場合）には，

オッズは 1 から無限に大きくなることがわかります．つまり，オッズは 0 から無限大（＋∞）の値をとります．p が小さいときには 0 に近くなるものの，p が 1 に近いときには無限大になり，単純に比較することができません．ここで，オッズの対数をとると以下のような式になります（**ロジット変換**）．

ロジット変換　$\ln \dfrac{p}{1-p}$ [*1]

このように対数にすることで，値が $-\infty$ から $+\infty$ をとるものに変換することができます．ロジスティック回帰分析は，このように対数を用いたものです．

たとえば，糖尿病が生じる確率を p とすると，ロジスティック回帰分析では以下のように表されます．

$$\ln \frac{p}{1-p} = \beta_0 + \beta_1 \, \mathrm{BMI}$$

ロジスティック回帰分析で算出される β_1 ですが，これを指数変換した e^{β_1} は，独立変数 BMI のオッズ比となります．つまり，BMI が 1 上昇するごとに糖尿病の発症リスクが e^{β_1} 倍上昇することを示します．

糖尿病発症の有無を帰結として，交絡因子となる年齢 X_1，性別 X_2，BMI の値 X_3……，X_n）などを独立変数として追加した場合には，次のように表されます．

$$\ln \frac{p}{1-p} = \beta_0 + \beta_1 X_1 + \beta_2 X_2 + \beta_3 X_3 \cdots\cdots \beta_n X_n$$

ここで，年齢 X_1 や BMI X_3 は数量データですが，性別 X_2 は質的データです．このとき，年齢や BMI を調整したうえで，男性（女性を reference とした場合）の糖尿病発症リスクがオッズとして算出されます．年齢が独立変数として組み込まれる場合には，年齢が 1 歳上昇するときのオッズ，つまり，糖尿病の発症リスクが e^{β_1} 倍上昇することを示します．

[**例**]　東日本大震災後の妊娠期間に関する研究をご紹介します．

この研究では，震災後に，妊婦が通院する施設を変えたことによる妊娠期間や早産の発生への影響について，ロジスティック回帰分析を用いて解析しました[*2]．

ここでは交絡因子として，妊婦の年齢や妊娠週数，出産の形態（経腟分娩か帝王切開），居住地域（海岸に近いか），子の性別，出産数などが調整されました．医療的な事情により妊婦健診の施設を変えた妊

[*1]　**補足**　ln は e＝2.71828 を底とする対数です．ちなみに以下のように表されます．

$$e = \sum_{n=1}^{\infty} \frac{1}{n}$$

[*2]　**文献**　Suzuki K, et al. Effect of medical institution change on gestational duration after the Great East Japan Earthquake: The Fukushima Health Management Survey. J Obstet Gynaecol Res 2016;42 : 1704-1711.

婦は，変えなかった妊婦（妊婦の施設利用 1 施設のみ）と比べ，早産の発生リスクが高かった（オッズ比 8.5，95％信頼区間 5.8-12.5）ことが明らかとなりました．

妊婦の施設利用状況	正期産	早産	オッズ比	95％信頼区間
1 施設のみ利用	3,728（96.77％）	128（3.3％）	Ref	Ref
自主的に施設を変更	1,119（96.5％）	41（3.5％）	1.1	0.7-1.6
里帰りのため施設を変更	49（96.1％）	2（3.9％）	1.0	0.2-4.3
医療的事情により施設を変更	139（73.5％）	50（26.5％）	8.5	5.8-12,5

　このように，ロジスティック回帰分析では，交絡因子の影響を考慮したうえで，特定の因子が，どの程度帰結に影響を与えるかを明らかにすることができます．

B　ロジスティック回帰分析の 2 つのモデル

　ロジスティック回帰分析には，2 つのモデルがあります．**コンディショナル（条件つき）ロジスティック・モデル**（conditional logistic regression model）と**アンコンディショナル（条件なし）ロジスティック・モデル**（unconditional logistic regression model）です．症例対照研究では，ある疾患の患者群と非患者群において，過去の曝露状況を調査し，疾患発生と曝露との関連について検討します．通常のロジスティック回帰分析はアンコンディショナルロジスティック・モデルのことを意味しますが，症例と対照がペア（たとえば年齢や性などをマッチさせた組み合わせ）になっている場合には，コンディショナルロジスティック・モデルを用います．統計ソフトではどちらかを選択する必要があり，算出される値が異なるので注意が必要です．

（松原優里）

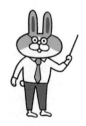

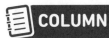

COLUMN

多変量解析のデメリット

　編者は，自分の研究データ解析では使うものの，ロジスティック回帰分析を含めた多変量解析が嫌いです．まず，自分の手で計算できないため，アプリケーション（ソフト）を導入する必要があります（結構高価です）．手計算（もちろん，コンピュータは使用しますが）できないので，ブラックボックスにデータを投入すると，何が起こっているのかわからないうちに結果が出てきます．また，何が起こっているのかわからないので，投入した変数が本当に交絡因子として制御する必要があるのかどうかもよくわかりません．さらに同じデータの解析でも，使用するアプリケーションによって出てくる結果が微妙に異なります．話が高度になりますが，これはどの段階で収束させて計算を終了するかの設定が異なるためで，これを一致させれば結果は一致しますが，デフォルトはアプリケーションによって異なっています．

　計算過程が目で見えて，結果もわかりやすい層化のほうが，編者は基本的には好きです．

（この **COLUMN** は中村好一）

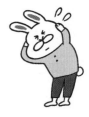

● 04 ●

生存分析

　日常診療で，患者に提供した治療がどの程度効果があったかを長期的に評価することはとても重要なことです．その際に，ある時点（治療開始など）から注目している事象（イベント）が発生するまで対象となる個体を観察することがよく行われます．それによって，治療後の予後を，時間経過を含めて評価することができます[*1]．一般に，基準になる時点から事象が発生するまでの時間は**生存時間（survival time）**とよばれており，事象によっては必ずしも死亡のみを意味するものではなく，疾病の発症や副作用の発現など，注目している事象の発生を意味しています[*2]．

　時間を追って事象の発生を観察し，評価する方法には，カプラン・マイヤー法，コックス回帰分析などがあります．

A　カプラン・マイヤー法

　カプラン・マイヤー法は時間を追って生存確率が変動していく様子を図示する方法です．臨床研究に関する論文でよくみかけられます．

　時点 t において事象が発生しない確率を生存確率 $S(t)$ とすると，調査開始時（$t_0 = 0$）の $S(t)$ は 1 となります．その後，患者の死亡により $S(t)$ は次第に減少し 0 に近づいていきます．ある時点での生存確率の推定量 $S(t)$ は，**カプラン・マイヤー推定量**とよばれています．

　それでは次の表を参考にして推定量 $S(t)$ を計算してみましょう．

時点	t_0	t_1	t_2	$\cdots$	t_i	$\cdots$	t_r
時点 t_i における死亡数	d_0	d_1	d_2	$\cdots$	d_i	$\cdots$	d_r
時点 t_i 直前までの生存数	n_0	n_1	n_2	$\cdots$	n_i	$\cdots$	n_r

　時点 t_i の死亡確率 q_i と生存確率 p_i は次のようになります．

$$q_i = \frac{d_i}{n_i} \quad \text{（死亡確率）} \qquad p_i = 1 - q_i = \frac{n_i - d_i}{n_i} \quad \text{（生存確率）}$$

生存確率関数のカプラン・マイヤー推定量は次のようになります．

[*1] **メモ**　たとえば，悪性新生物の患者において，手術後や抗がん薬など治療の成績を評価する場合，5 年生存率などがよく用いられます．**5 年生存率**とは，治療後などの 5 年経過後の生存状態を評価するものです．これらの治療の目的は長期予後を改善することであり，生存分析は有用な手段となっています．

[*2] **メモ**　たとえば，肥満とその後の心筋梗塞の発症との関係や，サプリメント服用による心疾患の予防効果など，様々な分析で生存分析は用いられています．

$$S(t) = p_0 \times p_1 \times p_2 \times \cdots\cdots \times p_i$$

各時点で得られた推定量を図にプロットして結んでいくと次のようなグラフが作成できます.

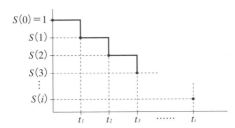

また, 時点 $t_i \leqq t < t_{i+1}$ ($i = 0, 1, 2, \cdots\cdots, r$) における $S(t)$ の標準誤差 $\sigma_{S(t)}$ は次の式で求めることができます.

$$\sigma_{S(t)} = S(t)\sqrt{\frac{d_0}{n_0(n_0-d_0)} + \frac{d_1}{n_1(n_1-d_1)} + \cdots + \frac{d_i}{n_i(n_i-d_i)}}$$

$S(t)$ の $100(1-\alpha)$ % 信頼区間は次のように求めることができます.

$$\left(S(t) - z\left(\frac{\alpha}{2}\right)\sigma_{S(t)}, \ S(t) + z\left(\frac{\alpha}{2}\right)\sigma_{S(t)} \right)$$

それでは, 白血病患者のカプラン・マイヤー推定量を算出して, グラフを描いてみましょう.

> [例] 2005 年に A 病院で抗がん薬による治療を受けた白血病患者 10 名の治療後の追跡調査

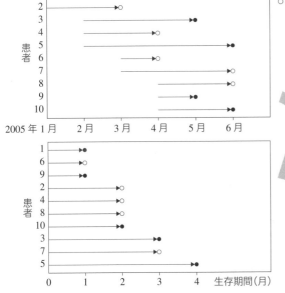

σは
シグマ
と読みます

打ち切り時の生存と
死亡がわかるように
並べ替えます

まず次の表を作成します.

時点 t（追跡月数）	0	1	2	3	4
時点 t_i における死亡数	0	2	1	1	1
時点 t_i 直前までの生存数	10	10	7	3	1

次にそれぞれのカプラン・マイヤー推定量を算出します.

$$S(0) = p_0 = \frac{10-0}{10} = 1$$

$$S(1) = p_0 \times p_1 = 1 \times \frac{10-2}{10} = 0.800$$

$$S(2) = p_0 \times p_1 \times p_2 = 1 \times \frac{10-2}{10} \times \frac{7-1}{7} = 0.686$$

$$S(3) = p_0 \times p_1 \times p_2 \times p_3 = 1 \times \frac{10-2}{10} \times \frac{7-1}{7} \times \frac{3-1}{3} = 0.457$$

$$S(4) = p_0 \times p_1 \times p_2 \times p_3 \times p_4 = 1 \times \frac{10-2}{10} \times \frac{7-1}{7} \times \frac{3-1}{3} \times \frac{1-1}{1} = 0.000$$

問題

求めたカプラン・マイヤー推定量をもとにして，グラフを描いてみましょう.

➡解答は 171 ページ

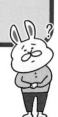

B　2 群の生存確率関数の差の検定

　2 群の生存確率関数のグラフを示して，差を検定し「A 群は B 群と比較して有意に生存率が良好であった」などと考察しているのをよく目にします. それでは，2 群の生存確率関数の比較検定を行うにはどうすればよいか考えてみましょう.

　死亡発生（イベント発生）時点を t_i（$i = 1,\ 2,\ \cdots,\ r$）とすると，2 群すべての死亡（イベント発生）時点について以下の分割表ができます.

死亡時刻 t_i	t_i 時の死亡人数	t_i 時を超える生存人数	t_i 直前までの生存人数
治療群（1）	d_{1i}	$n_{1i}-d_{1i}$	n_{1i}
対照群（2）	d_{2i}	$n_{2i}-d_{2i}$	n_{2i}
合計	d_i	n_i-d_i	n_i

上記の表で d_i, n_i-d_i, n_{1i}, n_{2i} を固定すると，おのずと残る 4 つのセルの度数は決定します. そこで，d_{1i} のセルの観測度数を o_i とします. この時，o_i の期待値 e_i と分散 v_i は次の式で表すことができます.

$$e_i = \frac{d_i \cdot n_{1i}}{n_i} \quad \text{（期待値）} \qquad v_i = \frac{n_{1i} n_{2i} d_i (n_i - d_i)}{n_i^2 (n_i - 1)} \quad \text{（分散）}$$

2群間に差があれば，観測度数 o_i と期待値 e_i とに大きな差が生じ，差がなければ o_i と e_i とは近似をとることになります．検定では，**ログランク検定統計量**（χ^2_L）や**一般化ウィルコクソン統計量**（χ^2_W）が用いられています．

次に，II章の「**03　統計学的推論（推定と検定）　◯統計学的検定**」（**40ページ**）で触れたように，得られた統計量をもとに仮説検定によって2群の差の検定を行います．

$$\chi^2_L = \frac{\left\{\sum\limits_{i=1}^{r}(o_i - e_i)\right\}^2}{\sum\limits_{i=1}^{r}V_i} = \frac{\{(o_1 - e_1) + (o_2 - e_2) + \cdots + (o_r - e_r)\}^2}{V_1 + V_2 + \cdots + V_r}$$

$$\chi^2_W = \frac{\left\{\sum\limits_{i=1}^{r}(o_i - e_i)\right\}^2}{\sum\limits_{i=1}^{r}n_i^2 V_i} = \frac{\{n_1(o_1 - e_1) + n_2(o_2 - e_2) + \cdots + n_r(o_r - e_r)\}^2}{n_1^2 V_1 + n_2^2 V_2 + \cdots + n_r^2 V_r}$$

①帰無仮説 H_0（2群の生存確率関数の間に差はない），対立仮説 H_1（2群の生存確率関数の間に差がある）を立てる．

②有意水準を定める．

③標本データから統計量（χ^2_L あるいは χ^2_W）を算出する．

④客観的判断を行う（統計量から χ^2 分布表の自由度1の検定値を参照し，H_0 が棄却できるか判断する）．

C　コックス回帰分析[*3]

これまで，生存時間解析において2群（たとえば治療群と対照群など）の生存時間関数の差の検定を学習してきました．しかしこれまでの手法では，事象に関連する様々な因子（年齢，性別，喫煙，飲酒など）の相互の関連を調整した解析はできません．つまり，1つの事象と1つの因子との関係を評価する，いわば単変量解析による評価に制限されています．しかし，実際の分析では事象に影響すると考えられる重要な他の因子（説明変数）についても考慮しなければなりません．次に紹介するコックス回帰分析は，相互に関連する重要な因子（共変量）を解析に投入し，これらの影響を調整した分析を行う，つまり，多変量解析といった性格をもつ解析です．

ある時点 t におけるイベントが発生するリスクは**ハザード**，**瞬間死亡確率**は**ハザード関数 $\lambda(t)$** とよばれています．このハザード関数に対して，影響すると考えられる説明変数を考慮した関連を検定するた

χは
カイ
と読みます

[*3]　**メモ**　「コックス」とは統計学者の David Cox 卿の名前です．
Cox DR: Regression models and life-tables. J R Stat Soc［B］1972; 34: 187-220.
なお，life-tables とは生命表ともよばれるもので，生存分析では生存確率を示した表を指します．

λは
ラムダ
と読みます

めにコックスの比例ハザード回帰モデルが用いられます.

$$\lambda(t) = \lambda_0(t) \exp(\beta_1 x_1 + \beta_2 x_2 + \cdots + \beta_k x_k)$$

（コックスの比例ハザード回帰モデル）

また，生存確率関数 $S(t)$ については次の関係が成り立ちます.

$$S(t) = S_0(t)^C$$
$$C = \exp(\beta_1 x_1 + \beta_2 x_2 + \cdots + \beta_k x_k)$$

$\lambda(0)$ はすべての説明変数が 0 の場合のハザードであり，ベースラインハザードや基準ハザード関数とよばれています. β_1，β_2，$\cdots$，β_k は最尤推定値[*4]とよばれるもので，部分尤度関数[*4]から求めます.

次に，説明変数 $(X_1, X_2, \cdots, X_k)$ の個体群 A と説明変数 $(Y_1, Y_2, \cdots, Y_k)$ の個体群 B のハザード関数の比をとると次のようになります.

$$\frac{\exp(\beta_1 x_1 + \beta_2 x_2 + \cdots + \beta_k x_k)}{\exp(\beta_1 y_1 + \beta_2 y_2 + \cdots + \beta_k y_k)}$$
$$= \exp[\beta_1(x_1 - y_1) + \beta_2(x_2 - y_2) + \cdots + \beta_k(x_k - y_k)] = \exp(x' - y')$$

これをハザード比あるいは相対ハザードとよびます. このハザード比は，ロジスティック回帰分析のオッズ比と同じ解釈を行います. つまり，説明変数 X_1 の推定ハザードに対する説明変数 Y_1 の推定ハザードの比を示しています. コックス回帰分析では，ハザード比を相対危険とします.

[参考文献]
・高橋　信. すぐ読める生存時間解析ーカプラン・マイヤー法/ロジスティック回帰解析/コックスの比例ハザードモデルが，よくわかる！　東京図書，2007.
・打波　守. Excel で学ぶ生存時間解析，オーム社，2005.
・Petrie A, et al（著），吉田勝美（監訳）. 一目でわかる医科統計学. 第2版. メディカル・サイエンス・インターナショナル，2006.
・加納克己，他. 基礎医学統計学. 改訂第7版. 南江堂，2019.

（横川博英）

[*4] 補足　「尤」の音読みは「ゆう」，訓読みは「もっともらしい（尤もらしい）」です. 尤度とは，ある観測データに（あるパラメーターのもとで）確率論的モデルが「どれぐらいあてはまっているか」を確率で表す尺度です. 観測データに最もあてはまりがよくなった尤度が，最尤推定値です.

● 05 ●

分散分析，共分散分析，共分散構造分析

　「2つ」の集団における平均の差の比較には t 検定を用いましたが，「3つ以上」の集団における平均の差の比較を行う場合には**分散分析**を用います．ここでは，分散分析の概略と結果の解釈について説明します．

　ここでは3つ以上の集団の平均の差について比較する方法を勉強します．さらに，共分散分析の考え方を利用して因果関係を図で表す「共分散構造分析」についても，簡単に説明します．

A 分散分析

1) 分散分析における帰無仮説は？

　t 検定における帰無仮説は「2つの集団における平均に差がない」というものでしたが，分散分析における帰無仮説はどうなるのでしょうか？[*1] 分散分析においても t 検定と同様に考えればよいので，「3つ（以上）の集団における平均に差がない」ということになります．

2) 分散分析における結果の解釈

　では，検定を行った結果，帰無仮説が棄却されなかった場合，あるいは棄却された場合の解釈はどのようになるのでしょうか？　再度 t 検定と比較してみます．

❶ 帰無仮説が棄却されなかった場合

　t 検定でも分散分析でも同様の解釈となります．つまり「比較している集団それぞれの平均に差があるとはいえない」ということであり，すべての平均が等しいということではありません．集団の平均の間に有意な差が存在しないということが示されることになります．

❷ 帰無仮説が棄却された場合

　t 検定では「2つの集団における平均に差がある」となりましたが，分散分析でも同様に「3つ（以上）の集団における平均に差がある」となります．しかし，ここで注意しなければならないのは，分散分析でわかるのは3つ（以上）の集団における平均が等しくないということ

*1　**補足**　統計解析を行う際は常に，帰無仮説とそれに対応する対立仮説を意識することが大切です．

だけであり，この結果をもってどの集団の平均が大きい，小さいと比較することはできないということです．

例を用いて説明します．

日本人の 40 歳男性の平均体重が 65 kg，アメリカ人が 75 kg だったとします．t 検定を行ったところ，この 2 つの集団の平均体重には有意な差があるという結果が得られました．

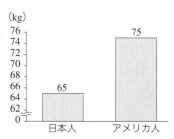

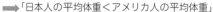
➡「日本人の平均体重＜アメリカ人の平均体重」

この場合には図からも明らかなように，「アメリカ人の平均体重は日本人の平均体重に比べて有意に大きい」と結論づけることができます．

では，ここで，日本人とアメリカ人に加えてオーストラリア人の 40 歳男性の平均体重（75 kg）もあわせて比較してみましょう．

この 3 つの集団の平均体重について分散分析を用いて検定を行ったところ，この 3 つの集団の平均体重には有意な差があるという結果が得られました．この場合，図の下に示したような解釈は正しいのでしょうか？

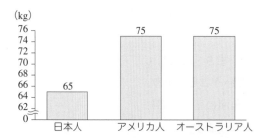
　　「日本人の平均体重＜アメリカ人の平均体重」？
➡「日本人の平均体重＜オーストラリア人の平均体重」？
　　「アメリカ人の平均体重＝オーストラリア人の平均体重」？

図からみると，t 検定と同様に，「どちらの平均体重が大きい，または小さい」と結論づけることができそうですが，分散分析の場合に得ら

れる結論はあくまでも，「3つの集団の平均体重には有意な差がある」ということだけなのです[*2].

3) 多重比較の問題と，さらなる解析方法

では，3つ以上の集団があるときに，1つ1つの集団の平均を比較することはできないのでしょうか？

t検定のところ〔Ⅱ章の「04　平均の差（推定と検定）」（45ページ）〕で述べたように，3つ以上の集団を2つずつ取り出してきてt検定を行えばよいと思われるかもしれませんが，その場合には大きな問題が発生することになります．それが**多重比較の問題**です．

統計学では，ある出来事を繰り返したときに1つの結果が得られる確率が20回に1回未満である場合，そのことを偶然に起こったものではないと考えます．つまり，有意差というのは帰無仮説として示した「2つの集団の間に差がない」という出来事が，20回に1回未満程度のまれな確率でしか起こらないということを表しているのです．

ここで，本来は用いてはいけない方法なのですが，説明のために，A～Gという7つの集団において，その中の2つの集団を取り出して，平均の差をt検定で比較することを考えます．AとB，AとC，…というように2つの集団の組み合わせを数えていくと，21個の組み合わせができることになります．つまり21回のt検定を行うことになるわけです．そのうち1つの組み合わせで有意差が得られたとしても，21回のt検定を行っているので，その中には偶然に有意差が生じる可能性が存在し，正しい結論を得ることができないのです．

そこで，こういった場合にはBonferroni法（補正），Dunnett法，Scheffe法，Tukey法といった方法を用いることがあります．これらの方法の詳細については参考文献をご覧になってください．

Ｂ　共分散分析

ここで述べる**共分散分析**は，分散分析で複数の集団の平均の差を検討する場合に，性別や年齢などの交絡因子を考慮しながら解析する多変量解析の1つです．

1) 共分散分析を行う具体的な例

たとえば，ある地域で，肥満男性に対して，食事や運動に関する3種類の生活習慣改善プログラムをランダム（無作為）に割り付けて実施し，その効果を半年後の体重で評価する[*3]場合に共分散分析を行

[*2] **補足**　実際に解析を行っても図に示すような結果になるのかもしれませんが，統計解析を行う際には，「得られた結果が正しいかどうか」ではなく，「正しい方法で結果を導き出せたかどうか」ということのほうが重要です．

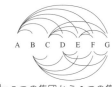

← 7つの集団から2つの集団を選ぶ方法は21通りです．

[*3] **メモ**　このような研究をランダム化比較試験（randomized controlled trial：RCT）とよびます．

います. 3つの集団におけるプログラム開始前と半年後の体重の差
（具体的には［プログラム実施後の体重］－［プログラム実施前の体重］）
の平均を分散分析を用いて比較すればよいことになりますが，対象者
が少なかったなどの理由でそれぞれの集団でプログラム開始前の体重
に違いがあったとすると，もともとあまり肥満でなかったために変化
が少なかったのか，プログラムが有効だったのか，どちらの影響が大
きかったのかが明確ではなくなります. そこで，プログラム開始前の
体重を考慮したうえでそれぞれのプログラムによる影響を比較するた
めに，共分散分析を行うことになります.

2）共分散分析を行うときの注意点

　最も気をつけなくてはいけないのは，考慮する変数の各水準（ここ
ではプログラム実施前の体重）で，回帰直線の傾き（ここでは各プロ
グラムとプログラム実施前後の体重の差によって決定）に有意な差が
ない場合にのみ，共分散分析が行えるということです. グラフで例を
示すと，次の図のような回帰直線が描けた場合にのみ，共分散分析を
使って解析することができます.

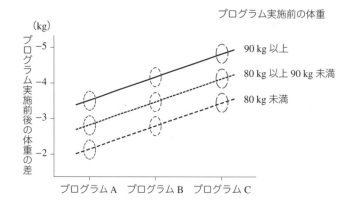

C　共分散構造分析（SEM）

　共分散構造分析（structured equation model：SEM）は，ある事象
についての因果関係に関する仮説を検証する分析手法です. 観測され
ている変数間の共分散の構造を分析することで因果関係の構造を分析
するため，このような名前になっています.

　例として，出生直後の子どもにおける発育に影響するいくつか
の要因との因果関係を明らかにした研究をあげます[4].

* 4　**文献**　Zheng W, et al. Maternal smoking during pregnancy and growth in infancy：a covariance structure analysis. J Epidemiol 2015；25：44-49.

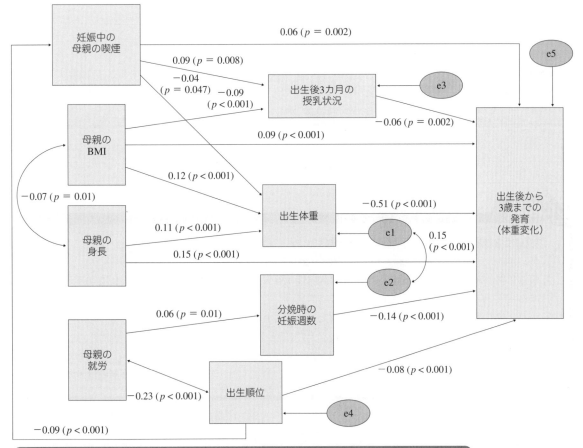

共分散構造分析による, 母親の妊娠中の喫煙と出生後から3歳までの発育についてのパス図

（Zheng W, et al. Maternal smoking during pregnancy and growth in infancy：a covariance structure analysis. J Epidemiol 2015；25：44-49.[*4] より改変）

　この図を**パス図**とよびます. 矢印の向きが因果関係を表し, 始点が原因, 終点が結果となっています. また, 母親の就労と出生順位, 母親のBMIと母親の身長に関しては, 因果関係ではなく相関関係を示しています. また, e1〜e5は調査では観測しきれない誤差を表しています. それぞれの矢印に示されている数値はパス係数で, 正負がその関連の向きを表します. たとえば, 「出生体重」と「出生後から3歳までの発育」は−0.51となっていますので, 出生体重が大きいほど3歳までの発育の程度は小さくなります[*4].

　このように, 共分散構造分析では複雑な仮説やロジックを, パス図によってモデル化し, 関係性のつながりを視覚的に検証することができます. ただし, このようなモデルを構築するためには, それぞれの因果関係について, 過去の疫学的, 生物学的知見, さらには統計学的な知識も必要になります. また, モデルが適切かどうかについては, goodness of fit index（今回の例では0.99）, comparative fit index（0.94）, root mean square error of approximation（0.039）などの指標を用いて評価します．

［参考文献］
・中村好一（編）．論文を正しく読み書くためのやさしい統計学．改訂第3版．診断と治療社，2019．
・佐久間昭（編）．医薬統計 Q&A．金原出版，2007．
・浜島信之．多変量解析による臨床研究．第3版．名古屋大学出版会，2000．
・Dawson B, et al（著），澤　智博，他（監訳）．医学統計データを読む―医学医療に必要な統計学活用法．第3版．メディカル・サイエンス・インターナショナル，2006．

（鈴木孝太）

問題

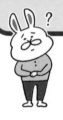

　次のようなグループで比較を行う際に用いる検定方法として正しいものを考えてみましょう．

1　同じ年齢のアメリカ人男性 100 人と日本人男性 100 人における BMI の平均を比較する．

2　同じ年齢のアメリカ人男性 100 人，イギリス人男性 100 人，日本人男性 100 人における BMI の平均を比較する．

3　同じ年齢の日本人男性 100 人について，現在と 1 年後の BMI の差の平均を比較する．

4　20 代から 60 代までのアメリカ人男性 100 人，イギリス人男性 100 人，日本人男性 100 人について，年代を考慮したうえで現在と 1 年後の BMI の差の平均を比較する．

➡解答は 171 ページ

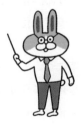

● 06 ●

因子分析

　たくさんの変数があるデータを分析する際に，説明変数と目的変数をはっきりと選ぶことができる場合には，層化解析（マンテル・ヘンツェル法）（83 ページ），ロジスティック回帰分析（92 ページ），重回帰分析（92 ページ）を使うことができます．一方で，説明変数と目的変数を分けることができず，重要度が同じくらいの変数がたくさんある場合に，数個の仮想的な変数を作って理解しやすくしようとする方法がこの**因子分析**です．広い意味での因子分析には，主成分分析と狭い意味での因子分析とがあります．

　因子分析を実際に行うときには，SPSS などの統計ソフトを使う必要があります．SPSS では，主成分分析も含めて，[**因子分析**]というメニューで分析を行います．

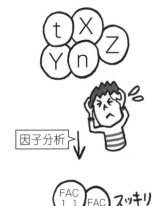

広い意味での因子分析
・主成分分析
・狭い意味での因子分析

Ⓐ 主成分分析

　主成分分析はたくさんの変数から総合得点を計算したい場合などに適する分析方法です．

　たとえば，**サンプルデータ**の身長と体重について主成分分析を行ってみましょう．なお，通常は 2 つの変数だけで行うことはめったになく，たくさんの変数で行います．

　主成分分析のイメージは右の図のような感じになります（分析の結果，これと同じ図は出てきませんが）[*1]．

　第 1 主成分は最もばらつきが大きい方向の軸は何であるかを分析したものです．この例の場合には，その軸でみると 27 番の人が

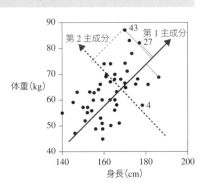

[*1] **メモ**　実際には，統計ソフトが自動的に身長，体重のそれぞれの変数のデータを，**平均 0，標準偏差 1** となるように変換してから分析を行います．この操作を**基準化**または**標準化**などといいます．交絡因子への対応のための「標準化」とは全く異なることを同じ言葉で表すので注意しましょう．

　第 1 主成分はばらつきが大きい方向という定義なので，このようになることもあります．

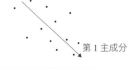

最も大きく，43番の人が2番目になります．みたところ第1主成分は体格の大きさを示していると考えられます．<u>第2主成分は第1主成分と直角の方向の軸</u>です．その軸でみると43番の人が最も大きくなります．この第2主成分は肥満の程度を表していると考えられます（主成分が何を表しているかについては主成分負荷量をみて解釈します）．

　SPSSを使っている人は，次の分析をしてみましょう．まず，**サンプルデータ**をSPSSに読み込みます．次に，メニューから[**分析**]→[**次元分解**]→[**因子分析**]を選びます．身長と体重を[**変数**]に指定します．[**因子抽出**]の項をクリックしてみると，方法は[**主成分分析**]となっているので，そのままで結構です．[**抽出の基準**]は，通常はそのまま変えなくてよいですが，今回，2つの変数のみで，第2主成分まで計算したいので，[**因子の固定数 抽出する因子**]を2とします．[**回転**]の項を見ると，方法は[**なし**]となっていると思いますが，このままで結構です．[**得点**]の項で[**変数として保存**]にチェックしましょう．方法は[**回帰分析**]のままで結構です．以上で，[**OK**]とします．すると次のような結果が出てきます[*2]．

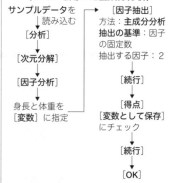

〈SPSSを用いた主成分分析〉

サンプルデータを
↓読み込む
[分析]
↓
[次元分解]
↓
[因子分析]
　身長と体重を
　[変数]に指定

→[因子抽出]
　方法：**主成分分析**
　抽出の基準：因子
　の固定数
　抽出する因子：2
↓
[続行]
↓
[得点]
[変数として保存]
にチェック
↓
[続行]
↓
[OK]

SPSSによる出力結果

説明された分散の合計

成分	初期の固有値			抽出後の負荷量平方和		
	合計	分散の%	累積%	合計	分散の%	累積%
1	1.529	76.445	76.445	1.529	76.445	76.445
2	0.471	23.555	100.000	0.471	23.555	100.000

因子抽出法：主成分分析
　　　　　　　固有値　寄与率　累積寄与率

成分行列[a]

	成分	
	1	2
身長	0.874	−0.485
体重	0.874	0.485

因子抽出法：主成分分析
a. 2個の成分が抽出されました　　　　　　　　　　（※実際のSPSSの出力に加筆しています）

　「説明された分散の合計」の表において，<u>固有値は各成分の情報の重要度を示します．寄与率はその主成分で全変数の情報の何%を説明できるかを示しています．累積寄与率は第1主成分からその主成分までの累積（合計）で全変数の情報の何%を説明できるかを示しています．</u>

　「成分行列」の表に示されている数字を**主成分負荷量**といいます．

---

*2 [補足] **SPSSによる出力結果「説明された分散の合計」の表の見方**

　表側（行見出し）の「成分」における1の行は第1主成分を，2の行は第2主成分をそれぞれ表しています．

　表頭（列見出し）における左の「初期の固有値」は，[**因子分析**]で指定した変数の個数分の主成分を求めた結果です．この例では，身長と体重という2個の変数を指定したので，2個の成分の結果が表示されています．右の「抽出後の負荷量平方和」は[**抽出の基準**]で指定した条件で抽出された成分のみに絞った結果です．この例では[**因子数**]を2に指定したので，2個の成分が表示されています．[**抽出の基準**]は，通常，指定を変更しない場合には[**最小の固有値**]が1となっているので，その基準で抽出された結果が「抽出後の負荷量平方和」に表示されます．この例では，たまたま「初期の固有値」と「抽出後の負荷量平方和」の成分が両方とも2個と，全く同じになっていますが，普通は「抽出後の負荷量平方和」の成分の数のほうが少なくなります．

　それぞれ，「合計」の列に記載されている数値を固有値，「分散の%」の数値を寄与率，「累積%」を累積寄与率といいます．「初期の固有値」の「累積%」の1番下の値は必ず100%となります．

それぞれの成分が各変数についてどのような重みをつけて合成したものであるかを示しています．主成分負荷量の値は各成分と各変数との相関係数に一致し，−1〜+1の間の数字になります．

主成分分析を行い，成分ごとに主成分負荷量の大きな変数が何であるかをみて，それらの変数に共通するものを考えて，それぞれの主成分について命名し，意味を解釈します．この作業は統計ソフトで自動的に出てくるわけではなく，調査研究を行っている人が，そのテーマについての知識と洞察力を用いて自分の頭で考えて行う必要があります[*3]．

また，データセットに FAC1_1，FAC2_1 という 2 つの新しい変数が追加になります．これらを**主成分得点**といいます[*4]．

主成分分析による主成分得点の値（一部のみ掲載）

番号	身長	体重	FAC1_1	FAC2_1
1	152	57	−0.94927	0.46369
2	173	78	1.51933	0.51969
3	172	83	1.75887	1.16032
			⋮	
27	177	82	1.98953	0.53035
			⋮	
43	170	87	1.88086	1.79829
			⋮	
48	171	71	0.98664	−0.02173

Ⓑ　因子分析

因子分析はたくさんの変数について，それらの原因となるような潜在的な共通因子を探りたい場合に使います．

SPSS を使う場合は「**Ⓐ主成分分析**」と同様に［**因子分析**］のメニューで行います．異なるのは因子抽出の方法と回転の方法です．メニューには数多くの方法がありますが，一般的には以下のいずれかです．

①［**因子抽出**］→［**主因子法**］かつ［**回転**］→［**バリマックス回転**］
②［**因子抽出**］→［**最尤法**］かつ［**回転**］→［**プロマックス回転**］

②の方法は時に分析ができない場合があるので①の方法でよいのではないかと思いますが，指導者が②の方法を勧める場合などにはそちらでもよいでしょう[*5]．

サンプルデータを使って，変数には高血圧（家族歴），脳血管疾患（家族歴），糖尿病（家族歴），心疾患（家族歴）を指定してみます．［**因子抽出**］の方法は［**主因子法**］，［**回転**］はとりあえず［**なし**］にして，［**因**

[*3] **メモ**　この例では，第 1 主成分は身長に対しても体重に対しても正の同じ値なので，「体格の大きさ」と命名しました．また，第 2 主成分は，体重に対して正（同じ身長の場合，体重が大きくなると第 2 主成分が大きくなる），身長に対して負（同じ体重でも身長が大きくなると第 2 主成分が小さくなる）であることから「肥満の程度」と命名しました．

[*4] **補足**　この例では FAC1_1 は第 1 主成分，つまり体格の大きさに関する得点で，27 番の人が最も大きく，43 番の人が 2 番目の大きさになります．FAC2_1 は第 2 主成分，つまり肥満の程度の得点で，43 番の人が最も大きい値です．主成分分析のイメージ図でみたことがはっきり数字として表されます．

SPSS のバージョンによって FAC2_1 のプラスマイナスが逆に計算されることがあります．その場合は，「やせの程度」を表していると考えられます．

[*5] **補足**　どちらの方法を選ぶかは，各人の主義主張や好みの問題のようです．**バリマックス回転**は互いに関連しない因子を求めるもので，基本的な方法です．**プロマックス回転**は因子間で関連があってもよいものとして求めるもので，やや複雑な方法です．

子負荷プロット］にチェックして［**OK**］とします．すると主成分分析のときと同様の結果表が出ます．固有値，寄与率，累積寄与率も主成分分析の時と同じようにわかります．<u>因子行列</u>に示される数値は**因子負荷量**といいます．因子プロットでは 4 つの変数が図の右半分に散らばっているようなグラフが描かれます．

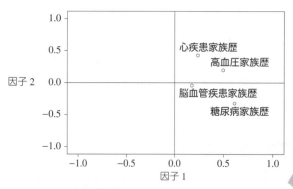

① 因子分析（回転なし）

次に，［回転］を［バリマックス］にして再度分析を行うと，4 つの変数が中央の点を中心に，この例では反時計回りに少し回転して，右上に集中するような図になります．

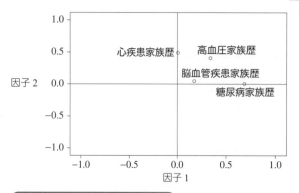

② 因子分析（バリマックス回転）

回転を行った結果では，因子 1 は糖尿病家族歴を主とする因子，因子 2 は心疾患家族歴を主とする因子であるというように解釈が行いやすくなります．この結果から 4 つの疾患の家族歴の共通因子を探ると，この 2 つの因子に集約できるかもしれないと考えられます．また，高血圧家族歴は 2 つの因子の中間に位置し，脳血管疾患家族歴は 2 つの因子とも 0 に近く，関連が小さいことになります．

ただし，因子分析はあくまでもデータ上から潜在的な因子を探ろう

バリマックス回転

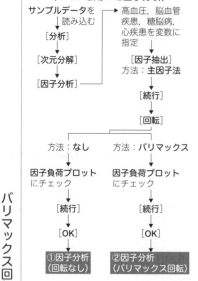

〈SPSS を用いた因子分析〉

サンプルデータを → 高血圧，脳血管
読み込む 　　　 疾患，糖脳病，
　　　　　　　　 心疾患を変数に
［分析］ 　　　　 指定

［次元分解］ 　　［因子抽出］
　　　　　　　　 方法：主因子法
［因子分析］─┘
　　　　　　　 ［続行］

　　　　　　　 ［回転］

　　　┌──────┴──────┐
方法：なし 　　　方法：バリマックス

因子負荷プロット 　**因子負荷プロット**
にチェック 　　　 にチェック

［続行］ 　　　 ［続行］

［**OK**］ 　　　 ［**OK**］

①因子分析 　　②因子分析
（回転なし） 　（バリマックス回転）

因子分析で得られる因子の値は −1〜＋1 の範囲になります．
　これらの因子は原因となっている潜在因子の値を示していると考えられます．

バリマックス回転では，変数がなるべく因子 1 と因子 2 の軸の上に乗るように回転されていると考えられます．

とする手法であり，個々のデータが少し変わると別の結果が出る可能性もあります．また，将来的に，遺伝子の分析などといった別の手法の研究によって，全く異なる事実が判明する可能性もある点に注意が必要です．

C 主成分分析と因子分析の違い

ここまでみてきたように，この2つの方法は似ていますが，違います．本質的な違いは「原因＝説明変数」と「結果＝目的変数」の関係で表すことができます．主成分分析では，「現在あるデータ」を説明変数と考え，「その結果としての数個の総合得点」を目的変数として計算します．一方，因子分析では「現在あるデータ」を目的変数と考え，「その原因である潜在因子」を説明変数として計算するのです．なお，現在あるデータの中に説明変数と目的変数の両方が含まれている場合には，この節の始めで説明したように重回帰分析などを使います．

（尾島俊之）

主成分分析
現在あるデータ ── 説明変数
↓
結果としての ── 目的変数
数個の総合得点

因子分析
原因である潜在因子 ── 説明変数
↑
現在あるデータ ── 目的変数

重回帰分析など
現在あるデータ ── 説明変数
目的変数

問題

1 どのような場合に，ロジスティック解析や重回帰分析などではなく，因子分析を行う必要があるでしょうか．
2 主成分分析と（狭い意味の）因子分析との最も大きな違いは何でしょうか．

➡解答は 172 ページ

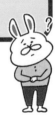

● 07 ●

一致性の検討（カッパ統計量）

ギリシャ文字の κ が出てくるあたり，あまり取っ付きはよくありませんが，この節で紹介するカッパ統計量はなかなかすぐれものの統計量です．重みづけカッパ統計量なども出てきますが，原理が理解できれば，「なるほど！」と膝を打つこと間違いなし（？）です．

質問紙法を用いた調査では，対象者からの回答に再現性（reproducibility）[*1] があるかどうかを確認しておかなければなりません．具体的には，同じ対象者に同じ調査票を一定期間（2週間〜1カ月程度）の間隔をあけて2回実施し，どれだけ一致するかを確かめます[*2]．質的データについて，この一致性の検討のために用いられるのが**カッパ統計量（kappa statistics）**[*3] です．

サンプルデータと同じ48人に次のような質問を2回行って得られた回答を分析することを考えてみましょう．

> 質問 あなたは健康だと思いますか？
> 1 とてもそう思う
> 2 少しそう思う
> 3 あまりそう思わない
> 4 全くそう思わない

簡単にするため，「1 とてもそう思う」「2 少しそう思う」を「健康」群，「3 あまりそう思わない」「4 そう思わない」を「不健康」群として分析していきます．

2回の回答がどの程度一致しているか分析するために，Excelのピボットテーブル[*4] の機能を使ってクロス集計をします．結果は次のようになります．行に1回目回答，列に2回目回答を配置すると，そ

κは
カッパ
と読みます

[*1] 補足 再テスト信頼性（reliability）ともいいます．

1回目	2回目
調査票	調査票

再現性があるかどうか
確かめる
↓
カッパ統計量

[*2] 補足 大規模な調査では対象者全体から無作為抽出した対象者に実施するようにします．

[*3] 補足 カッパ係数（kappa coefficient）ともいいます．

← 回答データサンプルは，診断と治療社のホームページ上（http://www.shindan.co.jp/）の本書のページに掲載されています．

[*4] 補足 **57〜58ページのCOLUMN**参照．

れぞれのカテゴリーの交わったところに各回答者の人数が示されます[*5].

		2回目		
		健康	不健康	総計
1回目	健康	21	5	26
	不健康	3	19	22
	総計	24	24	48

A カッパ統計量の求め方 （図1）

では，実際にカッパ統計量を求めてみましょう．ここでは2回の回答が完全に一致した対象者の数をもとに計算する方法を示します．

[*5] **メモ** ピボットテーブルでは，まず合計について表が作成されるので，[フィールドの設定]で[集計の方法]を[データの個数]に変更します．

◀ この表のExcelデータは，診断と治療社のホームページ上（http://www.shindan.co.jp/）の本書のページに掲載されています．以下の図1のa）と同じものです．

	A	B	C	D	E	F	G
1	a) クロス集計表						
2			2回目				
3			健康	不健康	総計		
4		健康	21	5	26		
5		不健康	3	19	22		
6	1回目	総計	24	24	48		
7							
8	b) 期待値の計算式						
9			2回目				
10			健康	不健康	総計		
11		健康	=E11*C13/E13	=E11*D13/E13	=SUM(C11:D11)		
12		不健康	=E12*C13/E13	=E12*D13/E13	=SUM(C12:D12)		
13	1回目	総計	=SUM(C11:C12)	=SUM(D11:D12)	=SUM(C11:D12)		
14							
15	c) 期待値の計算結果						
16			2回目				
17			健康	不健康	総計		
18		健康	13	13	26		
19		不健康	11	11	22		
20	1回目	総計	24	24	48		
21							
22	①観察した一致度(P_o)			=(C4+D5)/E6			0.83
23	②偶然の一致度(P_e)			=(C18+D19)/E20			0.50
24	③カッパ統計量			=(G22-G23)/(1-G23)			0.67
25	④カッパ統計量の標準誤差			=SQRT((G22*(1-G22))/(E6*(1-G23)^2))			0.11

図1 カッパ統計量の求め方

●このExcelデータは，診断と治療社のホームページ上（http://www.shindan.co.jp/）の本書のページに掲載されています．

1) 観察した一致度

2回の回答が完全に一致した対象者は，表の左上から右下への対角線上に該当します（図1のa）クロス集計表）．この対象者の合計（40人）を総数（48人）で割ると，観察した一致度（$P_o = 0.83$）が得られます（図1の①）．ただ，これでは偶然に2回の回答が一致した場合も含まれるかもしれず，一致度を過大に見積もっている可能性があります．そこで，次のように**偶然の一致度**の計算が必要になります．

観察した一致度（P_o）

$$= \frac{2回の回答が完全に一致した対象者数}{総数}$$

2）偶然の一致度

　偶然の一致度はクロス集計表の検定（カイ2乗検定）と同じ考え方で計算します．1回目の回答と2回目の回答が無関係であったとしたら，どのようなクロス集計表が得られるかを考え，そのクロス集計表での一致度を偶然の一致度とします．

　1回目の回答と2回目の回答が無関係であったとしたら，1回目に「健康」と回答した群，「不健康」と回答した群それぞれで，2回目の「健康」「不健康」の回答は同じ割合になるはずです．2回目の回答では，「健康」と回答した人が24人（50％），「不健康」と回答した人が24人（50％）です．したがって，1回目と2回目の回答が無関係であれば，1回目に「健康」と回答した人の中でも，「不健康」と回答した人の中でも，2回目の「健康」と「不健康」の回答者数の割合は50％（24/48）ずつになります．これに基づいて各セルの度数（期待度数といいます）を計算すると，図1のc）のようになります．

　Excelでは図1のようにa）クロス集計表の合計欄の数値（周辺度数）からb）期待度数のように期待度数を計算します（カイ2乗検定と同様です）．観察した一致度の計算のときと同じように，表の左上から右下への対角線上にある対象者数に注目して，偶然の一致度を図1の②のように計算します．

> **質問に対して1回目に「健康」，2回目にも「健康」と回答する期待度数**
>
> $$= \frac{\text{1回目の「健康」の回答数} \times \text{2回目の「健康」の回答数}}{\text{総数}}$$

> **偶然の一致度（P_e）**
>
> $$= \frac{\text{2回の回答が一致する場合の期待度数の合計}}{\text{総数}}$$

◀ 偶然の一致度を除外して，全体における一致度の割合を求めます．

3）カッパ統計量

　次の式により求められます（図1の③）．

$$\kappa = \frac{P_o - P_e}{1 - P_e} \quad \cdots \boxed{1}$$

　ここで，P_o は観察した一致度，P_e は偶然の一致度です．分子で偶然の一致度（P_e）を観察した一致度（P_o）から引いていますが，分母でも1から引いていることに注意してください．

　また，カッパ統計量の標準誤差は次の式により求められます（図1の④）[6]．

$$SE(\kappa) = \sqrt{\frac{P_o(1 - P_o)}{N(1 - P_e)^2}}$$

　$\kappa = 0.67$（標準誤差0.11）で，中等度の一致度があることになります．なお，カッパ統計量0.40未満を低い一致度，0.40以上0.75未満を中等度の一致度，0.75以上を高い一致度とする目安があります[7]．

4）問題点

　カッパ統計量は，回答の選択肢が2つの質問（たとえば，「はい」「い

[6] **文献** Streiner DL, et al（eds）. Health Measurement Scales. 2nd ed. Oxford University Press, 1995:116-118.

[7] **文献** Fleiss JL. Statistical Methods for Rates and Proportions. 2nd ed. John Wiley & Sons, 1981: 212-225.

κ	一致度
0.40 未満	低い
0.40 以上 0.75 未満	中等度
0.75 以上	高い

いえ」）, 疾患の種類や雇用形態のように選択肢間に大小関係がない名義変数の一致度の指標として用いる場合は問題ありません. 一方で, 先ほどの例で使用した質問や疾患の重症度のように選択肢が3つ以上かつ選択肢間に大小関係がある場合, 回答が完全には一致しなくても, 近い回答（たとえば, 1回目は「とてもそう思う」, 2回目は「少しそう思う」と回答した場合）を部分的な一致として評価したい場合があります. カッパ統計量では2回の回答が完全に一致した場合のみ「一致」として扱うので, そのような評価はできません. このような部分一致も評価に入れたい場合には次の重みづけカッパ統計量を用います.

B 重みづけカッパ統計量の求め方 (図2)

先ほどと同様に, 48人の対象者に同じ質問を2回行った例をもとに説明します. 今回は, それぞれの回答間のカテゴリーの差に応じた重みづけをすることによって, 図2のa) クロス集計表にある対象者数をすべて利用します.

1) 重み

それぞれの回答間のカテゴリーの差は, 図2のc) 2回の回答のカテゴリー差のようになります. 重みの求め方にはいくつかありますが[*8], ここでは1次の重みで説明します. 図2のd) 重み(W_i)のように, 2回の回答が完全に一致した場合に1, 最も異なった場合（ここでは3カテゴリー）を0として, その間は等分するように重みづけします.

*8 補足 1次や2次の重み, 不一致に着目した重みなどがあります.

2) 重みづけした観察数による一致度

図2のe) 重みづけした観察数のように, クロス集計表の各セルの対象者数に重みをかけて（重みづけして）合計します. この合計を総数で割って求めます.

← 「観察した一致度」に重みをかけます.

3) 重みづけした偶然の一致度

観察数の場合と同様に, 期待度数についてもそれぞれ重みをかけて合計します. この合計を総数で割って求めます.

重みづけした偶然の一致度
$$= \frac{\text{「期待度数」に重みをかけたものの合計}}{\text{総数}}$$

4) 重みづけしたカッパ統計量

1 にあてはめて, 重みづけしたカッパ統計量を求めます. 0.58になります（標準誤差については複雑な式を用いるので, ここでは省略します）.

a) クロス集計表

		2回目回答				合計
		1	2	3	4	
1回目回答	1	6	3	2	0	11
	2	2	10	3	0	15
	3	1	1	7	4	13
	4	0	1	2	6	9
	合計	9	15	14	10	48

c) 2回の回答のカテゴリー差

		2回目回答			
		1	2	3	4
1回目回答	1	0	1	2	3
	2	1	0	1	2
	3	2	1	0	1
	4	3	2	1	0

b) 回答のカテゴリー数(g)　　4

d) 重み(Wi)　$Wi = 1 - I/(g-1)$, I：両者の回答のカテゴリー差, g：カテゴリー数

（Excelの数式）

		2回目回答			
		1	2	3	4
1回目回答	1	=1-K4/($D$10-1)	=1-L4/($D$10-1)	=1-M4/($D$10-1)	=1-N4/($D$10-1)
	2	=1-K5/($D$10-1)	=1-L5/($D$10-1)	=1-M5/($D$10-1)	=1-N5/($D$10-1)
	3	=1-K6/($D$10-1)	=1-L6/($D$10-1)	=1-M6/($D$10-1)	=1-N6/($D$10-1)
	4	=1-K7/($D$10-1)	=1-L7/($D$10-1)	=1-M7/($D$10-1)	=1-N7/($D$10-1)

（値）

		2回目回答			
		1	2	3	4
1回目回答	1	1.00	0.67	0.33	0.00
	2	0.67	1.00	0.67	0.33
	3	0.33	0.67	1.00	0.67
	4	0.00	0.33	0.67	1.00

e) 重みづけした観察数

（Excelの数式）

		2回目回答			
		1	2	3	4
1回目回答	1	=K16*C4	=L16*D4	=M16*E4	=N16*F4
	2	=K17*C5	=L17*D5	=M17*E5	=N17*F5
	3	=K18*C6	=L18*D6	=M18*E6	=N18*F6
	4	=K19*C7	=L19*D7	=M19*E7	=N19*F7

合計　=SUM(K25:N28)

（値）

		2回目回答			
		1	2	3	4
1回目回答	1	6.00	2.00	0.67	0.00
	2	1.33	10.00	2.00	0.00
	3	0.33	0.67	7.00	2.67
	4	0.00	0.33	1.33	6.00

合計　40.33

重みづけした観察数による一致度（WP_o）　=O29/G8　　　重みづけした観察数による一致度（WP_o）　0.84

f) 重みづけした期待度数

（Excelの数式）

		2回目回答			
		1	2	3	4
1回目回答	1	=K16*$G4*C$8/$G$8	=L16*$G4*D$8/$G$8	=M16*$G4*E$8/$G$8	=N16*$G4*F$8/$G$8
	2	=K17*$G5*C$8/$G$8	=L17*$G5*D$8/$G$8	=M17*$G5*E$8/$G$8	=N17*$G5*F$8/$G$8
	3	=K18*$G6*C$8/$G$8	=L18*$G6*D$8/$G$8	=M18*$G6*E$8/$G$8	=N18*$G6*F$8/$G$8
	4	=K19*$G7*C$8/$G$8	=L19*$G7*D$8/$G$8	=M19*$G7*E$8/$G$8	=N19*$G7*F$8/$G$8

合計　=SUM(K36:N39)

（値）

		2回目回答			
		1	2	3	4
1回目回答	1	2.06	2.29	1.07	0.00
	2	1.88	4.69	2.92	1.04
	3	0.81	2.71	3.79	1.81
	4	0.00	0.94	1.75	1.88

合計　29.63

重みづけした偶然の一致度（WP_e）　=O40/G8　　　重みづけした偶然の一致度（WP_e）　0.62

重みづけしたカッパ統計量（weighted kappa）　=(O30-O41)/(1-O41)　　0.58

図2　重みづけカッパ統計量の求め方

●この Excel データは，診断と治療社のホームページ上（http://www.shindan.co.jp/）の本書のページに掲載されています．

◆・◆・◆・◆・◆・◆・◆・◆・◆・◆・◆・◆・◆

　カッパ統計量は，原理さえわかれば以上のように Excel で求めることができます．ただ，いくつもの項目について一致性を検討しなければならないとき，また，項目によってカテゴリーの数が異なるときなどは，SPSS のような統計ソフトを利用するのもよいでしょう．ちなみに，SPSS では，［分析］の［記述統計］の［**クロス集計**］で，［統計量］の中の［**カッパ**］にチェックを入れることによって計算が可能です．

［参考文献］
・上原里程．一致性の観察．中村好一（編）．論文を正しく読み書くためのやさしい統計学．改訂第3版．診断と治療社，166-174，2019．

（西　信雄，米倉佑貴）

カテゴリーが 3 つの質問を 48 人の対象者に 2 回行ったところ，次のような回答の分布が得られました．これをもとに，重みづけカッパ統計量を求めてみましょう．

	A	B	C	D	E	F
1	a) クロス集計表					
2			2回目回答			
3			1	2	3	合計
4	1回目	1	10	2	0	12
5	回答	2	6	16	0	22
6		3	0	4	10	14
7		合計	16	22	10	48

●この表の Excel データは，診断と治療社のホームページ上
（http://www.shindan.co.jp/）の本書のページに掲載されています．

➡解答は 172 ページ

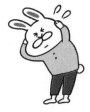

● 08 ●

ノンパラメトリック解析

　正規分布を規定する平均値や標準偏差は，それらを用いて分布を関数として表現することができるため，**母数（パラメーター）**とよばれます．そして，正規分布のように母数が仮定できる分布に基づいて解析を行う方法を**パラメトリック解析**といいます．本書のⅡ章で学習した手法は基本的にパラメトリック解析です．

　では，1位，2位，…というような順序しかつかないような統計量（順序尺度）の場合はどうでしょうか．等間隔性が保証されていない統計量では平均値や標準偏差を求めることはできないので，これらを用いた検定などを行うことはできません．

　では，どうしたらよいのでしょう．分布形態をあらかじめ仮定しない（＝母数を仮定しない）で解析を行う方法論が必要になります．これが**ノンパラメトリック解析**（ノンパラメトリック＝母数によらない）です．

　ノンパラメトリック解析は標本サイズが小さいために分布の正規性が保障されないような場合にも用いることができます．そのため臨床現場でのデータの解析によく使われる手法です．

　ただし，ノンパラメトリック解析に分類されるものは極めてたくさんあるため，本書でそのすべてを説明することはできません．ここでは代表的な3つの方法（**マン・ホイットニーの U 検定**，**ウィルコクソンの符号つき順位和検定**，**クラスカル・ウォリス検定**）を説明します．他の方法に興味のある方は文末の［参考文献］を参照してください．

　次の表に，目的別の主なノンパラメトリック解析をパラメトリック解析と比較して示しました．

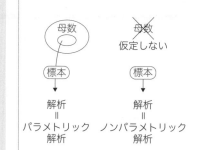

ノンパラメトリック解析を用いるのは…
・順序尺度（1位，2位，…など）での統計量の場合
・分布の正規性が保証されない（標本サイズが小さい）場合

	ノンパラメトリック解析	パラメトリック解析
関連2標本の比較	符号検定 ウィルコクソンの符号つき順位和検定	対応のある t 検定
独立2標本の比較	マン・ホイットニーの U 検定 コルモゴロフ・スミルノフ検定 モーゼ検定	対応のない t 検定
独立多標本の比較	クラスカル・ウォリス検定	一元配置分散分析
関連多標本の比較	フリードマン検定	二元配置分散分析
相関分析	順位相関係数	相関係数

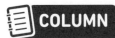

COLUMN

正規分布かどうかの判断

　数量データの分析を行う際に，ノンパラメトリック解析（マン・ホイットニーの U 検定など）を使うべきか，そうではない普通の方法（t 検定など）を使うべきかを悩むことがよくあります．

　そのデータが，正規分布すると考えられるなら t 検定などの普通の方法を，正規分布しないと考えられるならノンパラメトリック解析を行うことになります．では，正規分布かどうかは，どのように判断すればよいでしょうか．

　最も簡単でお勧めの方法は，ヒストグラム（度数分布図）を描いてみて，ベル型の正規分布に近い形をしているかどうかをみる方法です．もう1つよい方法は，たとえば，SPSS を使う場合，[分析]→[記述統計]→[正規 P-P プロット]と指定してグラフを描いてみる方法です．「正規確率紙」という方眼紙に度数分布表の累積相対度数を描いても同じことができます．これが概ね直線に並ぶ場合は，正規分布であると考えることができます．

　一部の研究者には，コルモゴロフ・スミルノフ検定やシャピロ・ウィルク検定などの正規性の検定を行って判断すべきだと考える人もいます．これらの検定を行って，有意であれば正規分布ではないと考え，有意でなければ棄却できないので正規分布であると考えようというのです．しかしながら，正規性の検定は標本サイズが小さい場合にはどんなに分布がゆがんでいても正規分布が棄却されず，一方で，標本サイズが大きいとほとんど正規分布でも微妙にゆがんでいるだけで正規分布が棄却されることになり，あまり意味がないと考えられます．

　t 検定はかなり頑強な検定方法であり，分布の形が正規分布から少々ゆがんでいても，差し支えなく使用することができるといわれています．そこで，正規分布かどうかなど難しいことは考えずに t 検定を行っても，多くの場合は問題ありません．ただし，はずれ値があり，それによって平均値が大きく変わってしまっているけれど，そのはずれ値を捨てたくないという場合にはノンパラメトリック解析を行うとよいでしょう．

　もう1つ注意を要するのは，たとえば，肝機能異常を示す γ-GTP のデータなど，ほとんどの人はそれほど大きい値ではないけれど，一部，非常に大きい値の人がいるような場合です．マイナスの値になることはなく，0に近い山があるけれど，数字の大きい方（グラフの右の方）にずっと裾をひくような分布をするものです．このような場合には，各データについて対数を計算してヒストグラムを描くと正規分布になる場合が多く，そのような分布を「対数正規分布」とよびます．対数正規分布の場合には，明らかに普通の正規分布とは異なりますが，ノンパラメトリック解析ではなく，対数を計算したうえで普通の t 検定などを行うのがよいでしょう．対数を計算すると，はずれ値だと思っていたものがそれほど極端な値ではなく，正規分布に収まる値だということがわかることが多いものです〔25ページの②幾何平均（geometric mean）参照〕．

（この COLUMN は尾島俊之）

マン・ホイットニーのU検定[*1]

独立2群間の検定

1) 考え方

マン・ホイットニーの U 検定は，2つの標本 A と B があったとき，着目している変数の分布に 2 群間で差がある（たとえば中央値が異なるなど）かどうかを分析する方法です．パラメトリック検定では「対応のない 2 群間の t 検定」に相当するものです．

帰無仮説 H_0 は「A と B は分布に差がない」，対立仮説 H_1 は「A は B よりも確率的に大きい（小さい）（片側検定の場合）」となります．数学的には「A から得たスコアが B から得たスコアよりも大きい（小さい）という確率が $\frac{1}{2}$ よりも大」ならば H_0 を棄却して H_1 を採用することになります．

2) 方法

　2つの集団 A，B における抑うつ度の得点について，U 検定を行ってみましょう．

2つの互いに独立な集団のうち，$n_1 =$ 小さい方の集団の標本サイズ，$n_2 =$ 大きい方の集団の標本サイズとします．U 検定を行うために，まず両方の集団の観測値をひとまとめにして昇順に順位をつけます．

集団A	12	16	17	18	22	25	28
集団B	9	11	13	14	15		

昇順に並べると ⬇

9	11	12	13	14	15	16	17	18	22	25	28
B	B	A	B	B	B	A	A	A	A	A	A

この表を使いながら集団 B の各値よりも先にある（より小さい）集団 A の値の数を数えます．この値の総和を U 値とします．9 に対しては 0 個，11 に対しても 0 個，13 に対しては 1 個，14 に対しては 1 個，15 に対しては 1 個なので U 値は 0+0+1+1+1 ＝ 3 になります．$n_1 = 5$，$n_2 = 7$ のときの U 値と対応する確率を[*2] 補足 に示しました．この表から，U ＝ 3 の確率は 0.002 となります．これは 500 回に 1 回しか起こらないまれなことなので，有意水準を 5% とすれば，集団 A と集団 B の抑うつ度の分布は統計学的に異なると結論できます．

*1 **注意**　「マン・ホイットニーの U 検定」は「ウィルコクソンの順位和検定」とよばれることもありますが，両者は同じものです．

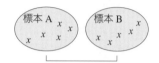

変数 (x) の分布に差があるかどうかを検定する ⬇ マン・ホイットニーの U 検定

対応関係

パラメトリック解析	ノンパラメトリック解析
対応のない 2 群間の t 検定	マン・ホイットニーの U 検定

*2 **補足**　$n_1 = 5$，$n_2 = 7$ のときの U 値と対応する確率

U	p
0	0.000
1	0.001
2	0.001
3	0.002
4	0.003
5	0.006
6	0.009

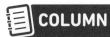 COLUMN

コクラン・アーミテージ検定とマンテル検定

次の例は，乳幼児健診の種類ごとに皮膚炎の割合を調べた仮想データです．

		3カ月	6カ月	1歳	1歳半	3歳
皮膚炎	あり	3	5	7	9	14
	なし	15	20	26	28	35

説明変数が順序尺度で，目的変数が二値変数になっています．このような場合には，マン・ホイットニーの U 検定ではなく，コクラン・アーミテージ検定やマンテル検定を行います．SPSS では[クロス集計表]の機能を使って，[統計量]で[カイ2乗]にチェックを入れておくと，[線型と線型による連関]という検定結果が出てきます．これがマンテル検定の結果です．コクラン・アーミテージ検定は，マンテル検定のカイ2乗値に $\frac{n}{n-1}$ を乗じたもので，ほとんど同じ結果になります．

ところで，n_1 と n_2 のいずれか一方が 20 以上のときは U の理論分布は近似的に次のような正規分布をとることが知られています．

U の平均 $\quad \mu_U = \dfrac{n_1 n_2}{2}$

U の標準偏差 $\quad \sigma_U = \sqrt{\dfrac{n_1 n_2 (n_1 + n_2 + 1)}{12}}$

そして，U 値を次のように z **変換**[*3] して標準正規分布の表で検定することができます．

$$z = \frac{U - \mu_U}{\sigma_U}$$

なお，市販されている統計学のソフトウェアでは標本分布の表も入っているので，自動的に検定まで行ってくれます．これは次に紹介する2つの検定についても同様です．

μ はミュー
σ はシグマ
と読みます

[*3] **補足** z **変換**
すべての正規分布は

$$\frac{観測値 - 平均値}{標準偏差}$$

という変換で標準正規分布（平均 0，標準偏差 1）に変換できます．これを z 変換といいます．

対応のある2群間の検定

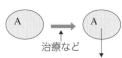

治療など
効果があるのかどうかを検定
ウィルコクソンの符号つき順位和検定

B ウィルコクソンの符号つき順位和検定

1）考え方

ウィルコクソンの符号つき順位和検定は，たとえばある患者群に特定の治療を行った場合にその効果があるのかどうかを治療前後で分析する方法です．パラメトリック検定では「対応のある t 検定」に相当するものです．

帰無仮説 H_0 は「治療法 A は効果がない」，対立仮説 H_1 は「治療法 A

対応関係

パラメトリック解析	ノンパラメトリック解析
対応のある t 検定	ウィルコクソンの符号つき順位和検定

は効果がある（両側検定の場合）」となります．数学的には「『正の順位の和』と『負の順位の和』が等しくない」ならば H_0 を棄却して H_1 を採用することになります．

2) 方法

治療 A による抑うつスコアの変化について，検定してみましょう．

対象者	抑うつスコア			|d|の順位にもとの符号をつける	少ない方の符号の順位
	治療前	治療後	差 d		
1	35	17	18	7	
2	42	14	28	8	
3	27	28	−1	−1	1
4	38	32	6	4	
5	35	28	7	5	
6	36	23	13	6	
7	32	36	−4	−3	3
8	33	30	3	2	

n 組のペア（ここでは 8 組）について治療前後の差 d を求めます．ここで d の絶対値 $|d|$ を求めて昇順に順位をつけ，その順位にもとの ＋・－ の符号をつけます．＋と－の符号の数を比較すると－の方が少ないので，－のものの順位を抜き出してそれを合計します（これを **T値** といいます）．この場合は $T=1+3=4$ となります．ここで H_0 が正しいとき，T は[*4] 補足 の表の n に対応する値（これを **臨界値** といいます）以下になることがわかっています．この例では $n=8$ なので，その臨界値は有意水準5%で $T=4$ となります．したがって，治療 A の効果は統計学的に有意であると結論されます．

なお，この例では両側検定の表を用いています．比較する群のどちらが大きいのかをあらかじめ決めることができない場合は両側検定を，どちらかが必ず大きくなることがわかっている場合（たとえば，同じ子どもについて異なる 2 時点で身長を測定し，有意に身長が伸びたかどうかを検定する場合）は片側検定を用います．

[*4] 補足 ウィルコクソンの符号つき順位和検定の臨界値の表（統計量 T が表中の値以下のとき，その有意水準で帰無仮説を棄却する）

	片側検定	
	0.05	0.025
	両側検定	
n	0.10	0.05
5	0	—
6	2	0
7	4	2
8	6	4
9	8	6
10	11	8

ところで，n が 25 以上のときは T の理論分布は近似的に次のような正規分布をとることが知られています．

T の平均　　$\mu_T = \dfrac{n(n+1)}{4}$

T の標準偏差　$\sigma_T = \sqrt{\dfrac{n(n+1)(2n+1)}{24}}$

そして，T 値を次のように z 変換して標準正規分布の表で検定することができます．

$$z = \dfrac{T - \mu_T}{\sigma_T}$$

C　クラスカル・ウォリス検定

独立多群間の検定

1) 考え方

　クラスカル・ウォリス検定は，順位による一元配置分散分析とよばれるものです．すなわち，k 組の独立した標本が異なった母集団から得られたものかどうかを推論するために，順位に基づいて一元配置分散分析を行います．パラメトリック検定では「一元配置分散分析」に相当します．

　帰無仮説 H_0 は「着目している値 a に関して k 群間では差がない」，対立仮説 H_1 は「着目している値 a は k 群間で差がある」となります．数学的には「各群の順位の総和に大きな差がある」ならば H_0 を棄却して H_1 を採用することになります．なお，有意水準は 5％（$p = 0.05$）とします．

2) 方法

　3 群の職種間で抑うつスコアに差があるかどうか検定してみましょう．

　k 群（この例では 3 群：抑うつスコアを職種別に整理）のそれぞれの値について全体での順位をつけ，それを群ごとに合計します（R_i）．

k 組の独立した標本

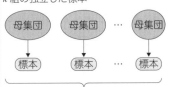

それぞれの標本がそれぞれ別の
母集団のものかどうかを検定する

⬇

クラスカル・ウォリス検定

対応関係

パラメトリック解析	ノンパラメトリック解析
一元配置分散分析	クラスカル・ウォリス検定

抑うつスコア		
看護師	介護士	看護助手
36	22	55
68	64	89
23	72	94
5	75	87
41	49	−
全体での順位		
4	2	7
9	8	13
3	10	14
1	11	12
5	6	−
$R_1 = 22$	$R_2 = 37$	$R_3 = 46$

そして以下の計算式により統計量 H を求めます.

$$H = \frac{12}{N(N+1)}\sum_{j=1}^{k}\frac{R_j^2}{n_j} - 3(N+1)$$

$\left(\begin{array}{l} k : \text{群の数,}\ n_j : j \text{番目の群の標本サイズ}\\ N : \text{標本サイズの総計,}\ R_j : j \text{番目の群での順位の和} \end{array}\right)$

この例では次のようになります.

$$H = \frac{12}{14(14+1)}\left(\frac{22^2}{5} + \frac{37^2}{5} + \frac{46^2}{4}\right) - 3(14+1) = 6.4$$

$n_1 : n_2 : n_3 = 5 : 5 : 4$ のときの H の値と,対応する確率 p は[*5] 補足 のようになっています.この表より,$H = 6.4$ の場合は p のとりうる値の範囲が 0.049 以下となるので,帰無仮説は棄却され,「3 群間で抑うつスコアには差がある」と結論されます.

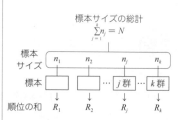

標本サイズの総計 $\sum_{j=1}^{k}n_j = N$

[*5] 補足　クラスカル・ウォリス検定の臨界値の表

$n_1 : n_2 : n_3$	H	p
5 : 5 : 4	7.8229	0.010
	7.7914	0.010
	5.6657	0.049
	5.6429	0.050
	4.5229	0.099
	4.5200	0.101

$H = 6.4$ はこのあたり

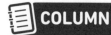

COLUMN

自分のバイブルをもとう

　最近はわかりやすさを前面に出した統計学の教科書がたくさん出版されています.大変便利でよいと思うのですが,分析の力を本当につけようと思うのであれば,スタンダードな教科書を読みこむことがどうしても必要になります.そのような本をできれば日本語で 1 冊,英語で 1 冊もっていると,自信をもって分析をすることができますし,また,論文を書く際にも役立ちます.筆者は［参考文献］の中の石居　進先生の教科書と Snedecor & Cochran の教科書をそのような本にしています.

　それに関連してですが,統計パッケージも何か 1 つスタンダードなものを使いこなすという姿勢の方がよいと思います.筆者のところに統計学的分析について相談に来る（他教室の）大学院生の中には,いろいろなパッケージを表面的に使いこなしているだけの人がたまにいます.道具は使い込むことが大事です.SAS® でも SPSS でも Stata® でも何でもよいと思います.自分と相性のよいパッケージをとことん使い込むようにしてください.

D ノンパラメトリック解析を行う際の留意点

ノンパラメトリック解析は，①データの分布が正規分布でないとき（あるいは標本サイズが小さくてその仮定がおけないとき），②データの分布が比較しようとしている群によって異なるとき（あるいは異ならないという確証がもてないとき），③測定の尺度が間隔尺度・比率尺度でないときなどに利用できる便利な分析法です．

もちろん間隔尺度・比率尺度の場合にも用いることはできますが，その場合，本来もっている情報量を捨てることになるので差の検出力が落ちます．したがって，正規分布が本来仮定できるような変数を扱う際には，サンプルサイズを事前に推計するなどして，パラメトリックな解析ができるようにするべきでしょう．

> なるべくパラメトリック解析ができるような調査を設計しましょう

［参考文献］
・石居 進．生物統計学入門一具体例による解説と演習．培風館，1975.
・市原清志．バイオサイエンスの統計学一正しく活用するための実践理論．南江堂，1990.
・Siegel S（著），藤本 熙（監訳）．ノンパラメトリック統計学一行動科学のために．マグロウヒルブック，1983.
・Snedecor GW, et al. Statistical Methods. 8th ed. Iowa State University Press, 1989.

（松田晋哉）

問題

[1] 2つの病棟の看護師の業務負荷スコアを測定したところ，次の表のようになりました．病棟Aと病棟Bとで，看護の業務負荷は異なるといえるでしょうか．5%有意水準で検定してください．

病棟A	25	30	35	40	42	45	47
病棟B	20	22	24	26	27		

[2] ある事業所で，メンタルヘルス向上対策の一環として，ストレスコーピング手法を習得するための指導を行いました．対象者は7人で，指導前後のストレス得点は次の表のようになりました（得点が高いほどストレスを感じているとします）．指導によりストレス度が減少したでしょうか．5%有意水準で検定してください．

被験者	指導前	指導後
1	15	10
2	20	14
3	16	17
4	15	10
5	18	16
6	18	10
7	20	9

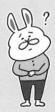

➡解答は173ページ

IV章

研究結果を公表してみよう

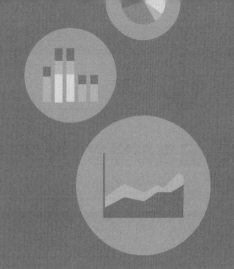

IV章では研究が一段落した際の，次のステップである学会発表や論文投稿に関する
アウトラインを説明します．

その前に，学会発表や論文で重要となる図表の描き方を学びます．

研究は公表しなければ実施した意味がありませんし，研究の対象となった人たちに
対して失礼です．

本章を参考に，結果の公表を積極的に行ってください．

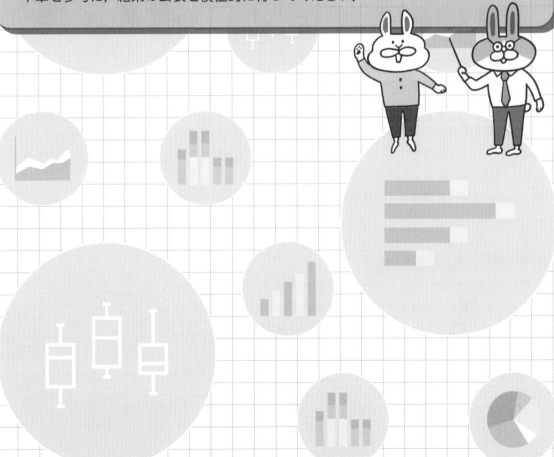

● 01 ●

図表の描き方（グラフ，ヒストグラム，チャート）

A 図と表

1）図表とは

　図表は，研究論文をまとめたり学会発表をしたりする際に，論証の根拠となる研究データや内容を説明し，具体的な資料として提示するために活用します．たとえば，提示するデータが単純な場合には，文章の記載や口頭での説明が可能です．しかし，得られたデータが多数ある場合や複雑な場合には，詳細な情報を文章で表現することがむずかしく，わかりにくいものとなってしまいます．図表を効果的に用いることができれば，論文内容がより理解されやすくなり，また，説得力も増します．

　図表にするものはデータに限らず，文章で表現しがたいことや理解しにくいことなどを表の形で表したり，**フローチャート**[*1]や**案内図**として示します．内容を明確に伝えるためには，1枚の図や表の中ですべて完結させることが重要です．また，本文の必要不可欠な部分であると同時に，本文に関係なく，その図表を見ただけで内容が理解できることが求められます．したがって，図表に表現された内容を本文で繰り返し詳述する必要はなく，簡単に結論を述べればよいとされます．

2）図と表の特徴と相違点（表）

　一般に研究論文では，正確なデータの表現が優先されることから表を用いることが多く，図は文章や表によって表しにくい場合に示すものとされます．一方，学会発表用のスライドでは図を用いることが多く，短時間でも内容が理解できるようわかりやすく簡略であることが求められます．

[*1] 補足　流れ図ともよばれます．たとえば実験や介入のプログラムの流れを，視覚的にわかりやすくするために図形を用いて示します．

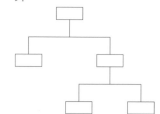

表　図と表の特徴，相違点

表現・利用方法	図	表
膨大な数字データの列挙	困難	容易
細部にわたるデータの提示	困難，分布図，代表値など	容易かつ正確
膨大なデータの代表値提示	円グラフ，棒グラフなど	可能
データの精度	大まかなまとめ	詳細で正確
少数のデータの列挙	困難	容易
代表値の提示	棒グラフなど	可能
データの分布	散布図，棒グラフ，折れ線グラフ，箱ひげ図など	可能
データの比較	多重比較棒グラフなど	可能
統計学的有意性の表示	棒グラフなどで可能	容易
条件により変化するデータの表示	折れ線グラフ，棒グラフなど	可能
箇条書き文字の列挙	不可能	容易
形態の表現	容易（写真，線画など）	不可能
論文への掲載方法	表や文章で表現困難な事項のみ図示	可能な限り表示
口頭発表への掲載方法	複雑なデータは代表値などで図示	簡単なデータは表示
読み手からの評価	時に不正確な表現と理解される	信頼される
表題の位置	最下部	最上部

（草間　悟．勉強・研究・発表の技法．南江堂，1996：166．より改変）

B　図

1）図の作成と注意点

　図は，調査の結果を視覚化することによって，読み手側が直観的に全体像を把握し，理解を促すように用いられます．項目間の相互関係の有無や，複雑な関係を表現する際に適しています．

　論文ではいろいろな種類の図が使われています．研究結果を図式化する際には，まず何を述べたいのか目的を明確にしたうえで，最も適した種類を選択します．よく用いられる図は，棒グラフ，円グラフ，ヒストグラム，折れ線グラフなどです．それらからどれを選択するかは，データの数や性質に加え，研究結果から導かれる結論や図の使用方法（研究論文用であるか，学会発表用のスライドか）などによっても異なります．

❶ 棒グラフ

　いくつかある群のうち，1つの群のデータ（たとえば平均値）を棒の長さで示して，群ごとの大小関係などの比較を行う際に**棒グラフ**を用います（図1）．数量を棒の長さで示すので，項目間の相互関係を直観的に比較することができます．表現される棒は縦でも横でもよいので，棒の長さを考慮するなど，図を作成する際に都合のよい方を選択します．また，棒と棒の間に間隔をとります．

　図の作成においては0を**基線**[*2]としますが，差の比較に重点をおく場合には基線は省略し，カット（≈）を入れます（図2）．さらに，主張したい内容によって書き方を変えます．たとえば，全体を比較す

*2 **補足**　0に対応する軸のことで，零線（れいせん）ともいいます．

ると同時に項目ごとの構成割合をみる場合などには，棒の中身が区分
された積み上げ棒グラフを用いることがあります（図3）.

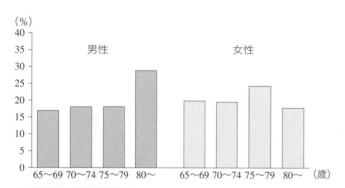

図1　棒グラフの例①

性・年齢階級別の転倒発生率
（安村誠司，他．東北地方における高齢者の転倒・骨折．疲労と休養の科学　1993；8：21.）

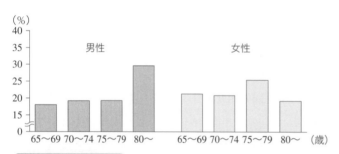

図2　棒グラフの例②

図1の例を修正

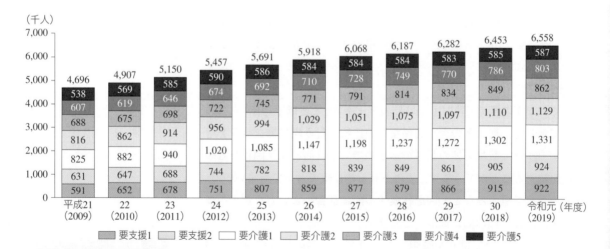

図3　積み上げ棒グラフの例

介護保険第一号被保険者（65歳以上）に占める要介護度別認定者数の推移（資料：厚生労働省「介護保険事業状況報告（年報）」）
（内閣府．令和4年版高齢社会白書．2022：28.）

❷ 円グラフと帯グラフ

　質的データ[*3]の構成割合を示します．円グラフでは，円全体を100％として個々のデータの大きさを百分率で表現し，これを図示するときに用います（図4）．数値が読みやすくなるよう，一般的には図の中に数値を記入します．ドーナッツ状，半円状，多重円のグラフがよく用いられます．ドーナッツ状の場合には小円の中に表題，区分，実数などを記入します（図5）．

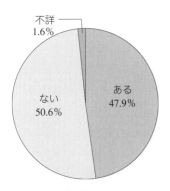

図4　円グラフの例
悩み・ストレスの有無別構成割合（12歳以上）
（厚生労働省．2019年国民生活基礎調査の概況．2020：20．）

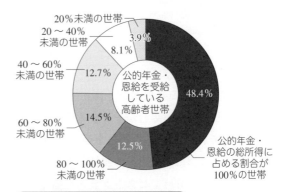

図5　ドーナッツ状円グラフの例
公的年金・恩給を受給している高齢者世帯における公的年金・恩給の総所得に占める割合別世帯数の構成割合
（厚生労働省．2019年国民生活基礎調査の概況．2020：11．）

[*3] （補足）性別や血液型など数量的な意味をもたないデータのことで，カテゴリカルデータともよばれます．

　一方，帯グラフも円グラフと同様に，構成割合を示す場合に用いますが，いくつかのグループの構成割合を比較するような場合に適しています（図6）．

| 非閉じこもり維持 | 41.2 | 36.1 | 22.7 |

ほぼ毎日
週3〜5回
週1〜2回

| 閉じこもりへ移行 | 13.3 | 20.1 | 66.7 |

回答者の割合（％）

図6　帯グラフの例
初回調査時の非閉じこもり者の外出頻度と追跡調査時における閉じこもりの推移
（山崎幸子，他．高齢者の閉じこもりをもたらす同居家族の関わりチェックリストの開発．老年社会科学 2017；39：357．）

❸ ヒストグラム

　数量データ[*4]をカテゴリー化[*5]し，度数を示すときにヒストグラムを用います．作成にあたっては度数と柱の面積を比例させ，階級幅が一定のときには柱の高さを度数とします．前述の棒グラフでは個々の棒を離して描きますが，ヒストグラムでは棒の間に間隔をあけずに並べて描きます（図7）．

[*4] （補足）身長や体重のように，その値自体が量としての意味をもつデータをいいます（**24ページ**参照）．

[*5] （補足）数量データを質的データに変換することをいいます．たとえば，身長（数量データ）を150cm以上か，それ未満かでグループ分けする場合などが該当します．

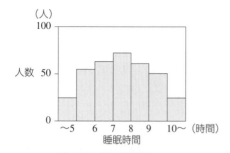

(人)

図7　ヒストグラムの例①
高齢者 1,000 人の平均睡眠時間の分布を仮想データにより作図.
平均睡眠時間を 7～8 時間と仮定

　ヒストグラムを描いた際には，山が 1 つの単峰型か複数ある双峰
（多峰）型かに注意する必要があります．双峰型の場合は性質の異な
るデータが混じっている場合が多いと考えられます．たとえば，性別
を考慮しないで靴のサイズの分布を描いている場合などが該当しま
す．双峰型の場合には，その他の属性による層別を行うなど，データ
を適切なグループに分けてヒストグラムを描くことが求められます．

　また，単峰型であっても，峰を中心に左右対称（ベル型）であるも
のや，左右が非対称で右に長い尾を引くもの（図 8），左に長い尾を引
くもの（図 9）などがあります．左右対称になっていない場合には，平
均値ではなく中央値や最頻値[*6]を記します．

*6　　補足　**中央値，最頻値**
　いずれも「代表値」とよばれる
分布の特性を表す数値のことで
す．詳しくは **26 ページ**の「中央
値」「最頻値」を参照してくださ
い．

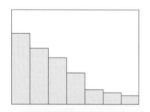

図8　ヒストグラムの例②
右に長い尾を引く分布

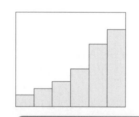

図9　ヒストグラムの例③
左に長い尾を引く分布

❹ 散布図

　散布図は，数量データである 2 つの項目間にどのような関係がある
かを把握するうえで最初に作成するべき図です．図の作成にあたって
は，一方の項目の値を横軸にとり，他方の項目の値を縦軸にとって，
個々のデータが交わる位置を点として座標軸上に表していきます．散
布図を描くことによって，点の散らばり方（密度）から 2 つの項目間
の関係の大きさを視覚的に知ることができます．図 10 は，一方の項
目の値が大きいほど他方の項目の値も大きい傾向が顕著にみられま
す．これに対して，図 11 では，一方の項目の値が大きいほど他方の

項目の値が逆に小さくなっています．2 つの項目間はいずれも直線的な関係にありますが，前者の場合は 2 つの項目間に「正の相関関係」があり，後者の場合は「負の相関関係」があるといいます．点の散らばりが少ないほど両者の関係が強いことがわかります．

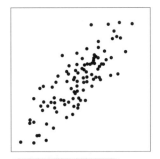

図 10　散布図の例①
正の相関関係

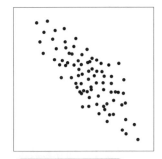

図 11　散布図の例②
負の相関関係

　このような 2 つの項目間の相関関係を示す指標に**相関係数**[*7]があり，相関係数を算出する際には必ず散布図を描いてみることが求められます．その目的として，曲線的な関係の有無を把握することや，異常な値をみつけることがあげられます．

　曲線的な関係があるというのは，相関係数を算出した際に 2 つの項目間にほとんど関連が認められなかったとしても，図 12 のような曲線的な関連がある場合のことをいいます．このとき，2 つの項目間に他の要因が関連している可能性などがあり，これらの関係を見落とさないためにも散布図による確認が重要です．

　異常な値があるというのは，たとえば縦軸，横軸の値の双方とも，他よりも極端に高い，もしくは低いなどの異常な値（はずれ値）があることで，その値によって相関関係が強く算出されてしまうことがあります．このようなはずれ値をみつけるためにも，散布図を描くことが求められます．はずれ値がみつかった場合には，調査項目の得点や実験の測定値の入力ミスなどがないか，元データを確認し，データの見直しを行います．データに問題がない場合は，はずれ値の扱いとして棄却検定[*8]を行う，あるいは，はずれ値を含めて分析を行う，といった方法があります．いずれを選択する場合においても，そのようなはずれ値が出現した理由や測定の不安定さの問題などについて，共同研究者らとよく協議し，慎重に扱うことが求められます．

　なお，2 つの項目間に関連がない場合は図 13 のようになります．このような関係は，**無相関**とよばれます．

[*7]　**補足**　2 つの項目間の関係の強弱を示すために用いられる係数です．詳しくは，**31，63 ページ**の「相関係数」を参照してください．

[*8]　**補足**　はずれ値を棄却してもよいか否かを統計学的に吟味する棄却検定には，**トンプソンの棄却検定，スミルノフ・グラブスの棄却検定**などがあります．ただし，研究者側に都合のよい結果を得る目的で，安易に棄却検定を行うことは不適切です．

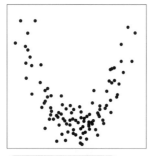

図12　散布図の例③
曲線関係

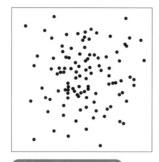

図13　散布図の例④
無相関

❺ 折れ線グラフ

折れ線グラフは時間の経過に伴って変化する数量的な値を示す場合に用いられ，単に<u>線グラフ</u>とよばれることもあります．<u>独立変数</u>は横軸に，<u>従属変数</u>は縦軸におきます[*9]（図14）．時系列データを扱うため，横軸に都道府県，病院，個人をおくなど，連続性のないものの比較に用いることは不適切です．

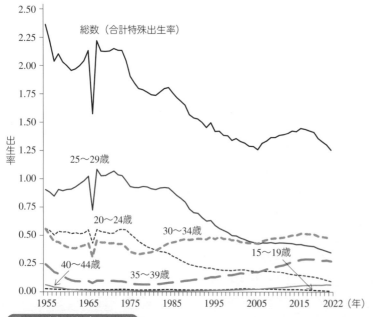

図14　折れ線グラフの例
母の年齢（5歳階級）別にみた合計特殊出生率（内訳）の年次推移
〔厚生労働省．令和4年（2022）人口動態統計月報年計（概数）の概況．2023:7. より改変〕

[*9]　**補足　独立変数と従属変数**
あることに影響を与える（説明する）方の変数を<u>独立変数</u>，影響を与えられる（説明される）方の変数を<u>従属変数</u>といいます．たとえば，健康教育を実施することによって患者の健康状態がどのように違ってくるかをみる場合には，独立変数は健康教育の実施時間，従属変数は患者の健康状態となります．

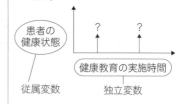

従属変数　　　　　独立変数

❻ 箱ひげ図

　箱ひげ図は，長方形の箱とそこから伸びる「ひげ」とよばれる線分により表示されるグラフで，データのばらつきを示す際に用いられます．箱は四分位数[*10]で示され，箱の上側が第3四分位数（データの上から4分の1の部分にあたる），箱の下側が第1四分位数（データの下から4分の1にあたる）を表現し，箱の中央の線は中央値[*11]で示されます（図15）．箱から伸びるひげの部分は，データの最小値から最大値までを表します．つまり，ひげの下線は最小値，ひげの上線は最大値となります．ひげの下端より小さい値や，ひげの上端よりも大きい値をはずれ値[*12]として扱います．はずれ値は箱の外側に描かれるため，データのばらつきや異常値をひと目で把握することができます．データのばらつきはヒストグラムでも示すことができますが，度数をカテゴリーや階級に分けて表示し，分布の詳細を示すヒストグラムと異なり，箱ひげ図では，より簡便にデータの分布を表示するため，複数のグループのデータの概要を比較しやすい，という違いがあります．どちらを使用するかは，目的に応じて選択することが求められます．

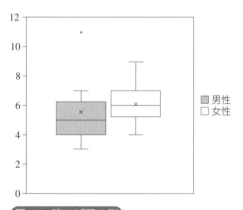

図15　箱ひげ図の例
高齢者の男女別の1週間の平均睡眠時間の分布を仮想データにより作成．
男性の平均睡眠時間は，最大値7，最小値3，中央値5（はずれ値11），女性の平均睡眠時間は最大値9，最小値4，中央値6と仮定．男性の箱ひげ図の上部にある点がはずれ値である．✕は平均．

❼ 地理的分布（地図グラフ）

　地域別のデータを示すときに，色分けをしたり，ハッチング[*13]することによって，地域集積性など地域ごとの比較をする際に**地理的分布（地図グラフ）**を用います．塗り分ける色や模様は，たとえば順序がある場合は色の濃淡を合わせるなど，一定の傾向をもたせて区分が明瞭になるように示します（図16）．

[*10] **補足**　データを小さい順に並べたときに，そのデータの数で4等分した区切り値のことで，下から4分の1のところのデータを第1四分位数，4分の2のところのデータを第2四分位数，4分の3のところのデータを第3四分位数といい，これらをまとめて四分位数とします．

[*11] **補足**　データを小さい順に並べたときに，データのちょうど真ん中の値のことをいいます．

[*12] **補足**　使用する統計ソフトにより異なりますが，Excelを用いると，四分位範囲の1.5倍を超えた値が表示されるようになっています．
　四分位範囲とは，データのちらばり具合を求めるもので，第1四分位数から第3四分位数までの範囲（データの中央50%部分の範囲）のことをいいます．四分位数を用いると，第3四分位数から第1四分位数を引いたものが四分位範囲となります．四分位範囲が大きいほどデータの散らばりは大きく，四分位範囲が小さいほど，データの散らばりが小さいといえます．

[*13] **補足**　描画法の1種で，複数の平行線を描きこむことをいいます．統計地図などの製図においては，図形の中で該当箇所をわかりやすくするためにハッチングが用いられます．

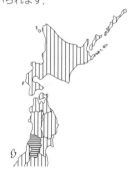

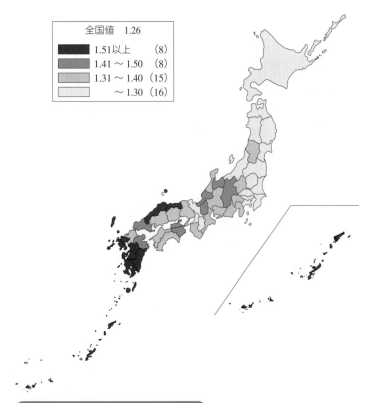

図16　地理的分布（地図グラフ）の例
都道府県別にみた合計特殊出生率
（厚生労働省．令和4年（2022）人口動態統計月報年計（概数）の概況．2023:7.）

2）わかりやすい図を作成するために

　図には，表題や凡例[*14]，単位，標本サイズ，データ出典を明記することが必須です．図の下側には，タイトルや，注釈などの説明がある場合にはその内容を簡潔に記述します．さらに，図の中に複数の印や線を使用した場合には，それぞれの説明を直接，または凡例を使って示します．

　よい図の基準は単純明快であることです．わかりやすい図を作成するためには次のことに注意しましょう．

> ①構図に配慮し，図の縦・横の比率，図中の空間など，バランスをとりましょう．
>
> ②図の文字や数字の大きさは，論文の文字と同じ，またはやや小さいくらいに揃えます．
>
> ③学会発表など，スライド用の図は，研究論文用の図よりも線や文字を大きくしたり，太めにしたりするとより見やすくなります．

[*14] **補足**　凡例とはグラフの中のデータ項目の各区分が，それぞれ何を示しているかを説明するためのものです．たとえば，円グラフでは下図の右にある四角枠内のように示します．

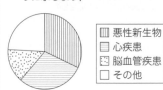

図　主要死因別の割合
　　（仮想データ）

3）統計的な有意差の示し方

　グラフを用いて統計的な有意差を示す際には，図17のようにグラフ内にp値や符号（* など）の有意水準をグラフ内に示して記述します．また，エラーバーなどでデータのばらつきを併記することも求められます．エラーバーには，標準偏差，標準誤差，95％信頼区間の3通りがあります．標準偏差のエラーバーは平均値±標準偏差を示し，棒グラフの上部である平均値からエラーバーの上端までが標準偏差1つ分，棒グラフの平均値から下端までが標準偏差1つ分として表記されます．エラーバーが長いほどデータのばらつきが大きいことが視覚的にすぐわかるようになっています．標準誤差のエラーバーは，平均値±標準誤差を示し，棒グラフの平均値からエラーバーの上端，下端へとそれぞれ標準誤差1つ分ずつの長さで表現され，平均値の差を比較する仮説検定の結果を示す場合によく用いられます．95％信頼区間でエラーバーを示す場合は，エラーバーの上端から下端までの長さが95％信頼区間を意味しているため，比較する対象グループのエラーバーと長さが重なっていなければ，グループごとに有意差があることがわかります．どの値を用いてエラーバーを示すかはその目的により異なりますが，いずれの場合にも，用いられるエラーバーが何を示しているのかを図の注釈に明記することが必要です．

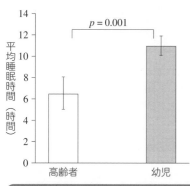

図17　統計的な有意差を示した棒グラフの例
高齢者と幼児の1週間の平均睡眠時間の分布を仮想データにより作成．エラーバーは標準誤差を示す．平均睡眠時間は，高齢者は6.5，標準誤差1.5，幼児は11.0，標準誤差0.9と仮定．

C　表

1）表の作成と注意点

　少ないスペースで多くのデータを効率よく提示するために表を用います．データが行や列の中で規則正しく表示されているため，比較するのに適しています．

　表は2つ以上の量の関係を目的に応じて比較し，その結果を数値で表します．また，研究論文に記載する表と，学会発表などでスライドとして用いる表では，性質が異なります．研究論文の場合には，詳細で正確なデータの記載が求められ，必要なデータをすべて記述します．一方，スライドの表の場合は簡潔で理解しやすい表を示すことが大切です．なぜなら，学会での口頭発表の場合，一般的には，1枚のスライドが供覧される時間は平均して30〜60秒程度と考えられます．そのため，聞き手に短時間で内容を理解してもらえるよう，研究論文に記載されるような詳細な情報ではなく，内容を簡略化することが求められます[*15]．

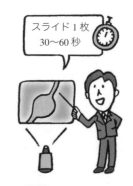

[*15] **メモ**　この観点から，学会の口頭発表では表よりも，より視覚に訴える図の方がよいのかもしれません．

　後述するように，表の作成には形式があります．数値を単に羅列したり，膨大な量を記述したりしている表は，読みにくく理解しにくいものとなってしまいます．図と同じく表においても，見やすく，読み手の理解を促すようなものを作成することが求められます．

　表の構成要素には，罫線，表番号，表題，データの内容を説明する見出し，データを書き入れるフィールドなどがあります．さらに，必要な場合には表題の下に頭注，表の下部に脚注を入れます（図18）．

表番号　　表題　　　　　　　　　　　　　　　　　列見出し（ボックス見出し）

表側見出し　　行見出し　　脚注

表♯　調査応答者における閉じこもりと非閉じこもりにおける基本属性の比較

属性		男性 ($n = 1,589$)			女性 ($n = 2,003$)		
		閉じこもり ($n = 153$)	非閉じこもり ($n = 1,436$)	検定	閉じこもり ($n = 136$)	非閉じこもり ($n = 1,867$)	検定
年齢	中央値	69.0	68.0	*	70.0	68.0	***
	（平均±SD）	(70.3±5.1)	(69.4±4.4)		(72.3±6.6)	(69.3±4.2)	
世帯構成	ひとり暮らし	13.7 (21)	12.7 (183)		16.9 (23)	16.4 (306)	
	夫婦世帯	38.6 (59)	44.4 (637)	n.s.	30.1 (41)	36.9 (689)	n.s.
	二世帯以上	45.8 (70)	41.0 (589)		49.3 (67)	44.6 (832)	
	その他	2.0 (3)	1.9 (27)		3.7 (5)	2.1 (40)	

フィールド

***$p < 0.001$　　*$p < 0.05$　　SD：標準偏差　　n.s.：not significant　　n に占める割合（％）（実数）
検定：年齢はマン・ホイットニーの U 検定，世帯構成はカイ2乗検定による．

図18　表の構成と名称
（山崎幸子，他．都市部在住高齢者における閉じこもり出現率および住環境を主とした関連要因．老年社会科学　2008；30：62．より改変）

❶ 表番号と表題，副表題，頭注

　表の最上部の中央に表番号と表題を並べて記載します．表題は簡潔で内容をよく表すものにします．副表題は，必要があれば，表題の後ろ，もしくは下に記します．頭注は，必要な場合に表題あるいはデータの解説などを，表題の右側に書きます．たとえば単位や資料の年次などがこれに該当します．

❷ 罫線

　表の中に引かれる線のことを**罫線**とよびます．表題と列見出し（ボックス見出し）の間，列見出し（ボックス見出し）とフィールドの間，フィールドの下の計3本から構成されます．一昔前は，表には縦の罫線と横の罫線が引かれていました．しかし近年では，よりスマートな表とするために，罫線の数は減らされています．一般的には横の罫線だけを引き，縦の罫線はほとんど使用しません．縦は罫線を引く代わりに，項目間に少しスペースをとって，実際には存在しない罫線を暗示するような表記を行います．

❸ フィールド，行，列

　データが記入される部分を**フィールド**といいます．フィールドの中で横に並んだデータを行，縦に並んだデータを列とよびます．記載される数値は，小数点あるいは1の位を揃えて配置するなど，データを整然と並べることによって見やすくなります．

❹ 見出し

　フィールドの上の空間に，データの内容や分類などを説明する見出しを入れます．この部分は特にボックスといい，縦の列を説明するための見出しを**列見出し**（または，**ボックス見出し**）といいます．表側にある空間は**表側見出し**，その下にある横の行を説明するための見出しを**行見出し**とよびます．見出しは，そのデータを表として構成した理由を明確にし，見出しの下にどのような値があるかを明示するために用いられます．

❺ 脚注，資料の出典

　表の内容を正しく理解するための補足として，表の下に脚注を入れます．見出しやデータなどに関する解説を記述する他，別の資料から転載した表の場合にはデータの出典を明示します．このように資料の出所を明らかにすることで，研究の信頼性が高まります．

2）わかりやすい表を作成するために

　わかりやすく見やすい表にするためには，煩雑さを避けることが重要です．特に，表に記載される情報量が多い場合には行見出しの項目を工夫し，スマートな表作成を心がける必要があります．

　性別など，2つの値（ここでは男性と女性）から構成される項目の場合は，一方を記すことでもう一方の情報も読み取ることができます．たとえば，調査対象者に占める男女の割合を記述統計量の1つとして提示する場合，調査対象者の総数と，男性の人数および全体に占める構成割合のみを記すことで，読み手は女性の人数と構成割合を把握す

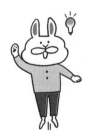

ることができます（図19）．性別，婚姻状況，出身地域（都市か非都市部か）など，2つの値に分類できる基本属性については，このような表記を行うことで簡潔な表を作成することもできます*16.

*16 **補足**　基本属性であっても3つ以上の値をとる項目（たとえば，中学卒業まで，高卒，大卒以上，など教育歴を3分割する場合）は読み取りが複雑になるため，すべての値を記載することが一般的です．

表♯	「閉じこもり」と「非閉じこもり」の基本的属性の比較		
	閉じこもり $n = 53$	非閉じこもり $n = 331$	検定
性別　　男	37.7 [20]	37.2 [123]	n.s.
年齢　　平均年齢 ± SD	80.4 ± 4.1	79.6 ± 4.0	n.s.
世帯構成　単独世帯	5.7 [3]	6.0 [20]	n.s.
夫婦世帯	7.5 [4]	12.4 [41]	
子どもと同居 　　　　（有配偶）	37.7 [20]	36.0 [119]	
子どもと同居 　　　　（無配偶）	49.1 [26]	45.6 [151]	
		n に占める割合（%）［実数］	

図19　表の例①
男性のみの値を提示
（横山博子，他．外出頻度の低い「閉じこもり」高齢者の特徴に関する研究ー自立度の差に着目してー．老年社会科学　2005；26：429．より改変）

　表の列見出しと行見出しにどの内容を記すかについては，研究者側の裁量によるものとされます．しかし，見やすい表を作成するうえでは縦と横の見出しに記載する内容を考慮することが必要です．各要因間の構成比率をみる場合には，列見出しに分析される項目など従属変数を入れ，行見出しに属性や要因など独立変数となるものを入れることが一般的です（図20）．一方，2つ（またはそれ以上）のグループ間を比較する際には，列見出しにグループなどの比較すべき項目である独立変数を入れ，行見出しに従属変数を置くとよいでしょう（図21）．

表♯	機能訓練群における1年後の基本的ADLの変化		
ADL	改善	不変	悪化
移動　（$n = 667$）	48 7.2%	596 89.4%	23 3.4%
食事　（$n = 664$）	23 3.5%	627 94.4%	14 2.1%
排泄　（$n = 661$）	38 5.7%	606 91.7%	17 2.6%

←従属変数

独立変数 →

図20　表の例②
各要因間の構成比率の比較
（安村誠司，他．老人保健法に基づく機能訓練事業の日常生活自立度に及ぼす効果に関する研究．日本公衆衛生雑誌　2000；47：996．より改変）

表#　閉じこもりの有無における家族関係の比較

	※閉じこもり ($n = 56$)	※非閉じこもり ($n = 60$)	検定
家族との会話（あり）	22（43.1）	37（60.7）	†
他の世代との家計（同じ）[a]	15（55.6）	12（44.4）	†
家族とうまくいっている	49（96.1）	60（98.4）	n.s.
外出を止められた経験（あり）	3（ 5.9）	3（ 4.9）	n.s.
好きなようにさせてくれる	49（96.1）	59（96.7）	n.s.

† $0.05 < p < 0.1$　　n.s.：not significant　　　　　　人数（％）
※同居家族がいない場合を解析から除外したため n が異なる
a）二世帯以上のみで分析
検定：カイ 2 乗検定による

図 21　表の例③

グループ間の比較

（山崎幸子，他．都市部在住高齢者における閉じこもりの家族および社会関係の比較．日本保健科学学会誌　2008；11：20．）

3）統計的な有意差の示し方

　"*" や "**" などの符号は 5％，1％の統計上の有意水準を示す場合に用い[*17]，表の注釈に，"* $p < 0.05$" などと示します（図 18）．また，有意差がなかった場合は，"n.s."[*18] とし，注釈にその旨を記載します（図 18）．これらの符号は数値の右肩に示すことが求められる場合や，図 18 のように検定結果としてそのまま記載する場合もあります．符号ではなく p 値をそのまま記載しなければならない場合もありますので，投稿論文の場合は投稿先の学術雑誌の規定に従いましょう．

・・・・・・・・・・・・・・・・・・・・

　図と表のいずれにおいても，読み手側の「わかりやすさ」「見やすさ」に重点をおくことが求められます．また，その図表が本当に必要か，本文の繰り返しではなく本文を強調する補足資料になっているか，余分なデータはなく重要な事実だけを伝えられるものとなっているか，などにも注意して作成することが重要です．さらに，表や図を作成する際にわかりやすいタイトルをつける必要もあります．一般的に表のタイトルは表の上，図のタイトルは図の下に配置しますが，人文・社会科学分野で標準的に使用される APA（American Psychological Association）によるフォーマットでは，2020 年の執筆要領の改訂（7th edition）により，図のタイトルは，図の上に示すことに改定されています．上の「3）統計的な有意差の示し方」で述べたように，投稿論文の場合は，必ずその学術雑誌の投稿規程を確認し，その雑誌に掲載されている論文が用いている表や図を参考に作成するようにしましょう．

（山崎幸子，安村誠司）

[*17] 補足　"*" は $p < 0.05$，"**" は $p < 0.01$ で用いることが慣習化されているため，たとえ「注」をきちんとつけたとしても，別の意味（たとえば，* $p < 0.1$ など）で用いるのは避けるべきです．

[*18] 補足　not significant

● 02 ●

学会発表（演題申し込みから発表まで）

　研究がまとまったら学会で発表しましょう．学会発表は研究成果を発表する第1ステップです．学会に発表することで初めて，研究成果として認められます（もちろん，論文発表をもって正式な成果発表と認められるわけですが）．

　学会で発表すると，様々な質問や意見を受けます．その質疑応答や討論を通じて，追加解析が必要かどうかがわかったり，研究結果の解釈がさらに深まったりすることもあるので，そのチャンスは大いに活用してください．

　多くの場合，1つの演題で発表できる時間は10分以下という短いものです[*1]．学会参加者との間で実り多い討論を行う（それが学会発表の目的です）には，あなたの研究成果を学会参加者が正確に理解することが前提となります．できるだけわかりやすい（自分の伝えたいことが正確に伝わるような）発表をするよう心がけてください．

*1　注　□演発表の場合です．

Ａ　どの学会で発表するか

　長い時間をかけてまとめることのできた研究成果を発表する以上は，その研究に関心をもつ人々が最も多く集まる学会で発表したいものです．そこで，各学会の過去数年間の抄録集や学会誌[*2] を調べて，類似の研究が多く報告されている学会を探してみましょう．

　他に考えるべき基準としては，臨床系の学会か基礎系の学会か，総合的な学会（例：内科学会）か分科会的な学会（例：消化器病学会）か，さらに細分化された学会（例：消化器内視鏡学会）かということです．これら学会の性格あるいは参加者の特性（基礎研究者か臨床関係か，医師かコメディカルスタッフか）などに応じて，研究に対する目的意識（例：基礎研究か技術開発か）や研究成果の活用の方向性（例：真理の探究か技術化・応用化か）などに関する参加者の考えも異なるので，発表後の議論も当然異なってきます．

*2　補足　学会の抄録集は，通常の学会誌とは別に印刷・製本される場合があります．

総合的な学会	分科会的な学会	さらに細分化された学会
日本内科学会	日本消化器病学会 日本循環器学会 日本内分泌学会	日本消化器内視鏡学会
日本看護学会	日本小児看護学会 日本がん看護学会	日本小児がん看護学会

　原則として応募された演題すべてを採用する学会もありますが，抄録をもとに演題の採否を審査する学会もあるので，そのような情報にも注意しましょう．

Ｂ　演題名を決める

　一見して「研究の内容」が想像できるような演題名を考えましょう．それは第一に，何を行ったか（検討したか）を明確に示すことです．

　具体的な研究を例にして，演題名を考えてみましょう．

　数万人の非喫煙女性を対象に，受動喫煙の有無などを調査した後，肺がんの罹患状況を10年間にわたって追跡調査をして，受動喫煙のない者とある者との間で肺がん罹患リスクを比較した結果，前者に比べて後者では肺がん罹患リスクが約2倍に上昇していることがわかった場合，「非喫煙女性における受動喫煙と肺がん罹患リスク：前向きコホート研究[*3]」という演題名が考えられます．

　つまり，誰を対象にどのような調査を行ったかという，まさに「方法」にかかわる情報が主に記載されるもので，これが現時点で最も一般的に行われているものです．根拠に基づく医学（EBM）という点から，その研究のデザイン（ランダム化比較試験，前向きコホート研究など）を明示することも推奨されています．

　一方，近頃では最も主要な結果を演題名にする人も増えています．たとえば「受動喫煙は非喫煙女性の肺がん罹患リスクを高める：前向きコホート研究」です．演題名を見ただけで結果まで想像できる，実に明解なものです．とはいえ，メッセージとして強すぎるのではないか，観察研究だけで因果性まで言及できるのかという疑問もあります．

　どちらにするかは，研究の結果や研究者自身の好みなど，様々な要因で判断すべきでしょう．

Ｃ　共同演者を決める[*4]

　本来は，研究を開始する時点で共同演者（そして論文化した暁（あかつき）の共著者）を決めておくべきです．

　研究という一連の過程には，着想から始まって，データを収集し，統計解析し，その結果を解釈して文章化するまで，様々な人たちと出会うものですが，すべての人たちを共同演者（または共著者）にするわけにはいきません．

　共同演者を決定するには何らかの基準が必要です．基本的には，そ

*3　**補足**　「前向きコホート研究」のように，研究デザインを演題名に入れることも多いようです．

*4　**注意**　すべての共同演者が学会員であることを条件とする学会も多いようです．

の研究の知的な要素（着想，データ収集や解析の方法に関する提案，結果の解釈，文章化）に強くかかわり，かつ，その発表のすべての部分に責任を負うことができる，ということが基準となります．データの収集や解析を行っただけでは基準を満たさないことにご留意ください．

　共同演者（または共著者）になるものだと思っていたのに，いざ発表（学会でも論文でも）の段階になって，自分の名前が含まれていない（！）ということでトラブルが生じることは，少なくありません．このようなことを回避するためにも，研究を進めていく段階で様々な人たちと出会う（指導や支援をお願いする）際には，その方に何をお願いしたいか，それは（時間的そして知的に）どの程度の負担になるか，そして共同演者（または共著者）になっていただくかどうかを話し合うことが望ましいと思います[*5]．

　とはいえ，本書を読んでいる方々にとってこのような話し合いをするのは荷が重いことでしょう．むしろ，これは研究指導者の果たすべき役割であるということをここでは明記しておきたいと思います．

Ｄ　ポスター発表にするか口演発表にするか

　このことも重要な問題です．ポスター発表よりも口演発表の方が格が高い（優秀なものが口演発表に選ばれる）と考えられていた時代もありましたが，今では必ずしもそうではありません．

　一般演題として応募された全演題の抄録を審査して，最もすぐれていると思われる10題ほどを「優秀ポスター」という特別枠で発表してもらい，そのうえで座長らの投票で「最優秀ポスター賞」を表彰している学会もあるほどです．

　口演発表では，5～7分程度の限られた時間しかなく，話した言葉は時とともに消えていき，スライドも次々に変わっていきます．それを初めて聞く人たちが，きちんと内容を理解したうえで的確な質問やコメントをするというのは難しいことです．そして質疑の時間は，通常は3～5分程度しか用意されていません．発表が終わると，多くの演者は会場から立ち去っていくので，その人を捜して質疑をお願いするのは不可能に近いでしょう．

　それに対して，ポスター発表は数時間にわたって掲示し続けるものなので，それを見る人たちは好きなだけ時間をかけることができ，十分に理解することが可能です．多くの場合，発表者は指定された時間にポスターの前に立つことが求められる[*6]ので，質疑の時間も確保

*5　補足　筆者が研究者生活を始めた頃に読んだ「研究の進め方」といったタイトルの本では，共同研究を始める際にまず行うべきことは「共著者を決めて，関係者全員の合意を得ること」と書かれていました．

*6　補足　ポスターの前で数分程度の口頭説明を行うことが求められる学会もあります．

されています．質疑の多くは個別に行われるので，形にとらわれない討論や情報交換から得られるものも多いでしょう．

E 抄録の作成

　発表内容の要約です．すでに述べたように，抄録をもとに演題の採否を審査する学会もあります．また学会参加者は，抄録をもとにどの発表を聞くかをあらかじめ決めます．これらのことから抄録の重要性がわかるでしょう．

　決められた字数の範囲で，できるだけ簡潔でわかりやすい書き方に努めましょう．研究で明らかになった事実を正確に伝えること，これが最も重要なことです．そのうえで，これまでと比べて（方法または結果の）何が新しいのか？　その成果には（学問的または社会的に）どのような意義があるのか？　といったことが伝わるような書き方が望ましいです．

　字数にもよりますが，背景→方法→結果→結論の順で書きます．これについては，「**03　論文投稿（執筆から校正まで）**」（**149 ページ**）を参考にしてください[*7]．

　また，抄録をウェブ登録することが多くの学会で求められていますので，その方法についても習熟してください．

*7　**補足**　A4 版 1 枚のような十分なスペースがある場合には，わかりやすい図表を示すことを心がけましょう．

F 発表資料の作成

　多くの学会では，最初に「利益相反（conflict of interest: COI）」の開示が求められます．COI は，おもに大学・研究機関と営利企業との産学連携で研究を行う場合に生じます．研究成果により，疾病予防などの公的利益が社会にもたらされるだけでなく，企業から研究者に私的利益（報酬・特許使用料など）が提供される場合もあります．これら 2 つの利益が同時に発生する状況を COI と呼びますが，それ自体は問題ではありません．しかし，公的利益よりも私的利益が優先されてしまうと，研究の中立性や客観性が担保されず，公的利益が損なわれてしまうおそれがあります．そこで研究成果を発表する際は，その研究に関する COI の有無，その状況（利益の種類，金額など）に関する情報の開示が求められます．多くの学会では COI 開示のフォーマットを示していますので，それを使って開示しましょう．

　口演発表でもポスター発表でも，PowerPoint などのソフトを使って発表資料を作成することが一般的です．

PowerPoint を用いたファイル作成に関するテキストはすでに多数出版されているので，具体的な作成方法をここで述べることはしませんが，できるだけわかりやすい発表資料にするために，次のことに気をつけてください．

❶ 口演発表のスライド枚数は，30〜60 秒で 1 枚と心がけること

口演発表の時，短時間のうちにスライドが切り替わると，見ている人は理解できません．スライド全体を見渡して，理解し，記憶するには，1 枚あたり 30〜60 秒はかかるものです．

❷ ポスター発表の文字サイズは，1 m 以上離れていても十分に読めるようにすること

ポスターを見る人は，まず遠くから眺めて，面白そうだったら近づいてじっくりと読み始めるものです．遠くから眺めても読めるような文字サイズを心がけてください．

❸ 発表時間やポスター面積に応じて必要最低限の情報を伝えること

研究の過程を振り返ると，あれも伝えたい，これも伝えたいという気持ちになります．しかし情報量が過剰になると，かえって伝わらなくなってしまいます．

たとえば発表時間が 5 分であれば，5 分で伝えきれる内容に絞り込んでください．7〜8 分かけなければ伝えきれないほどの情報量を 5 分で話そうとすると，結局は（うまく伝えることができなくて）3 分程度の情報量しか参加者に伝わらないということも，往々にしてあることです．必要かつ十分な情報量を効果的に伝えることを心がけてください．

❹ わかりやすい資料を作ること

なぜ研究発表を行うかというと，新しい知見が得られたからです．つまり，これから発表することは発表者しか知らないことであり，学会参加者は初めて聞くことです．これから話すことについて，あなた以上に知っている人はいないのです．このことを肝に銘じてください．参加者の立場に立って，初めて聞く人でも正しく理解できることを目標に，資料や原稿を準備しましょう．

研究室の仲間どうしでディスカッションをしていると，お互いにわかった者どうしなので，どうしても甘くなります．できれば，あなたのプレゼンテーションを専門外の人に聞いてもらって，伝えたかったことが正しく伝わったかどうかを確かめてください．

あなたの言ったことを聴衆が理解できなかった（誤解した）場合，その責任は聴衆ではなく，わかりにくいプレゼンテーションを行ったあなた自身にあることを肝に銘じてください．

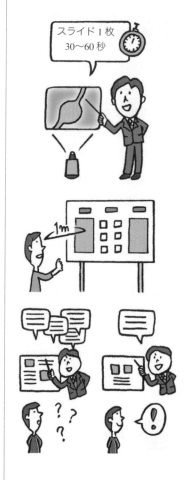

❺ 発表原稿を作ること

　限られた時間の中で効果的かつ効率的にプレゼンテーションを行うには，あらかじめ発表原稿を作ることが不可欠です．原稿を作ったら，実際に読んでみて，制限時間いっぱいになっているかどうかを確認してください．原稿を読むときは，決して早口ではなく，普段の話し方よりもゆっくりしたペースを心がけてください[*8]．

　発表原稿が確定したら，何度も練習して暗唱してしまいましょう．暗唱できていると，あなたの「目」と「手」が空きます．「目」を使って，会場を見渡したり，スライドを見たりしながら話しましょう．空いている「手」を使って，スライドの中でも聴衆に注目してもらいたい箇所をその都度レーザーポインターで指し示すと，より一層わかりやすい発表になるでしょう．

[*8]　補足　1分で350〜400字程度が望ましいペースといわれているようです．

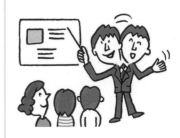

G　予行演習

　私の研究室では，大学院生や若手研究者が学会発表をする前に予行演習の機会をつくっています．10分程度の発表に対して，1時間くらいかけて質問やコメントをします．

　そのときに筆者が心がけるのは，想定される質問を若手演者にできるだけ多くぶつけることです．対象者の選択過程やデータの測定精度に問題はないか，統計解析に不備はないか，結果はどれくらい妥当かつ意味のあるものか，演者が言った以外にも解釈できる余地はないのか等々，様々な質問をぶつけます．そして，学会発表までに想定される質問1つあたり1分程度で答えられる回答をカードに記入して，それを発表原稿とともに演壇にもって行くよう指導しています．

　発表当日，私の「想定質問」が当たり，嬉々として答える教室員を見ることは，私の最大の喜びであり，誇りです．その代わり，予想もしなかった質問が出て演者が追い込まれたときは，後で率直に謝っています．

H　発表そして質疑応答

　ここまで来たら準備は万端です．みんながあなたの発表を聞いて感心してくれるはずです．さあ，存分に楽しんできてください．

　最後のアドバイス．学会に参加する最大の目的は，できるだけ多くの方々と討論して，自分の研究をさらに発展させるヒントを得，共同研究のきっかけをつくることです．せっかくの機会ですから，できる

だけ多くの方々に話しかけ，知り合いになるように心がけましょう．

Ⅰ 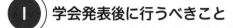 学会発表後に行うべきこと

　発表すると一段落と思って，そこで仕事がストップしてしまう人も少なくありません．しかし何度も述べたように，学会発表はあくまでも成果発表の第1段階であり，論文に発表して初めて研究業績として正式に認められるのです．

　学会で受けた様々な質問やコメントは貴重なものなので，それを十分に反映させて，できるだけ早いうちに論文原稿を仕上げましょう．

（辻　一郎）

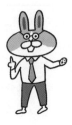

● 03 ●

論文投稿（執筆から校正まで）

　研究の最終段階は論文として完成させ，専門誌へ投稿し，掲載されることですが，学会発表までで終了してしまう研究も見受けられます．しかし，通常は学会の抄録は他の論文において引用文献としては認められないので，論文として公表しないと「自分はこういう研究を行ったんだ」と主張しても認められないこともあります（というよりも，通常は認められないでしょう）．同様の研究を行った他の人に先を越されないためにも，研究終了後にはできるだけ早く論文として自分の研究を世の中に認めさせるようにしましょう．なお，英語で論文を執筆する際には International Committee of Medical Journal Editors（ICMJE）[*1]が公表している「Recommendations for the Conduct, Reporting, Editing, and Publication of Scholarly Work in Medical Journals」（いわゆるバンクーバー形式）が参考になるので，事前に一読しておくことをお勧めします．

[*1] 補足　ICMJE のホームページ https://www.icmje.org/

A　論文の主要部分の構成

　保健医療の世界の論文は，通常は次の 4 つの主要部分からなります[*2]．

▶緒言　　▶方法　　▶結果　　▶考察

[*2] 注　雑誌によっては見出しが異なっていることもあるので，注意しましょう．

1）緒言（introduction）

　最初の緒言は，なぜこの研究を実施したのかということを読者に理解させる部分です．前述のとおり，研究は未知のことを明らかにする行為です．この研究を始める時点では，何がどこまでわかっていて，どのようなことが未知であり，したがってどの部分を明らかにするためにこの研究を行ったのか，ということを明確に記載しなければなりません．そのためには過去の論文を引用する必要があります[*3]．このようなことを 2〜3 つの段落でまとめ，その後で「本研究は○×△を明らかにするために実施した．」という，この研究の research question（study question）を 1 文で表した 1 段落を入れると，まとまった緒言と

[*3] 補足　したがって，学会発表止まりで論文として公表されていない研究は，研究とはみなされないことがあるのです．

なります．なお，緒言で図表を使うことはほとんどありません．

2）方法（methods）

　科学論文においては「再現性」が命です．保健医療の分野の研究では，動物実験などとは異なり，全く同じ実験を行うということは通常はありません．しかしながら，たとえ対象が異なったとしても，当該論文を読んだ他の研究者が同じ研究を行うことができるように，方法はきちんと記載しなければなりません．研究の標的となる集団の定義，実際の対象者の抽出方法，観察項目と観察方法[*4]，解析に用いた統計手法などをここで明記します．研究の手順や対象者の抽出方法をわかりやすくするために，図表を用いることもあります．過去の研究で使用されているデータセットを再解析する研究や，過去の研究に用いられた調査票を使用する場合などは，文献を引用します．また，倫理審査委員会の承認を得て実施した研究であれば，そのことも方法で記載します[*5]．

[*4] 補足　たとえば，どのような調査票で調査を行ったのか，測定はどのような手法で行ったのか，などを具体的に記載します．

[*5] 補足　承認した倫理審査委員会の名称，承認年月日，承認番号などを記載します．たとえば「本研究は 2023 年 7 月 22 日に○○医科大学疫学倫理審査委員会で承認された（承認番号：疫 2023-48）」

3）結果（results）

　研究で得られた事実を淡々と記載していきます．このような結果が観察された理由，過去の研究との相違点などは結果の解釈なので，次の考察で記載し，結果では観察された事実のみを記載していきます．論文における図表のほとんどは結果で使用します．

4）考察（discussion）

　得られた結果に対する解釈を行う部分です．次のように記載していくとよいでしょう．

　まず，本研究で得られた結果を 2～3 文の 1 段落でまとめます．次に，これらの結果が期待どおりのものであったのかどうかについて議論します．特に期待どおりの結果が得られなかった場合には，その理由（研究の前提となる仮説[*6]が誤っていたのか，それとも研究方法が悪かったのか）を検討します．その次に過去の研究との相違点を議論します．最後に，段落を改めて論文全体のまとめを書きます．日本語の論文では「以上のように本研究では○×△を明らかにした．」といった表現になりますし，英語では「In conclusion,」で始まる 1 段落となります．

[*6] 注　統計学的検定における帰無仮説とは異なるので，要注意．

B　論文のその他の部分

　論文の主要な 4 つの構成部分はすべての保健医療分野の論文に共通

していることであり，雑誌によって異なることはほとんどありません．しかし，その他の部分は雑誌によって微妙に異なるので，投稿する場合には投稿規定をきちんと読んで，これに従う必要があります．

1）表題（タイトル）

「コンパクト[*7]で，読者の目を引き，なおかつ内容を的確に表す」

表題に求められる重要事項ですが，これらすべてを満たすものにはなかなかお目にかかりません．ただし，1つだけいえるのは，余計なものはつけないことです．「○×△に関する研究（Study on...）」，「○○と××の関係（Relationship between...）」，「○×△に関する一考察（Discussion on...）」など，すべて不要です．

2）抄録

論文の内容を短い文章で的確に表し，短時間で読者に当該論文の内容を伝えます．近年は構造化抄録（structured abstract）といって，各段落のはじめに見出しをつけた抄録が増えてきました．見出しは一般に「背景（background）」，「方法（methods）」，「結果（results）」，「結論（conlusions）」です．論文の主要部分と似ていますが，考察がないのが特徴でしょう．

構造化抄録ではない通常の抄録は1段落で書きます．

抄録の文字数（英文誌では単語数）は，ほとんどの雑誌で上限が設けられています．これは厳守しましょう．また，日本語の論文でも，表題と抄録は英語のものもあわせて必要な雑誌もあります．

3）キーワード

当該論文の内容を的確に表す単語をキーワードとして提示します．これは，論文を検索する際に，適切な論文としてヒットするように提示するものですから，あまり細かなものではなく，大まかなものがよいでしょう[*8]．通常，それぞれの雑誌で提示できるキーワードの数の上限が示されているので，この範囲内で最大数のキーワードを提示しましょう[*9]．英語の論文では，キーワードを可能な限り Medical Subject Headings（MeSH）[*10] から用いるようにするとよいでしょう．

4）図表

具体的な図表の描き方はⅣ章の「01　図表の描き方」（128ページ）で紹介したとおりです．ここでは投稿における図表の取り扱い方の注意を説明します．

[*7] **メモ** 最近は英語でも日本語でも，表題の文字数を一定数以内に収めることを求める雑誌も出てきました．

[*8] **補足** 「尖通枝系脳梗塞」よりも，単に「脳血管疾患」の方が，文献検索でヒットする確率が高くなります．

[*9] **補足** 次ページ上部の COLUMN 参照．

[*10] **補足** MeSH（https://www.nlm.nih.gov/mesh/meshhome.html）で検索できます．

COLUMN

文献検索におけるヒットを常に意識する

　繰り返しになりますが，研究とは「わかっていないことを明らかにする」行為です．したがって，研究に取り組む前に，文献検索で，現状ではどこまでが明らかになっていて，どこから先がわかっていないのかを確認し，このことを論文の緒言に記載する必要があります．

　通常は医学中央雑誌や Medline（PubMed）などを使って文献検索を行い，現状の確認をしますが，ここでヒットしない論文は，見方によっては存在しないものと同様の扱いとなり，したがって，研究自体も社会に対して貢献していないことになります．つまり，できるだけ幅広く文献を検索するテクニックを身につけるのは研究者として必要なスキルですし，また逆に，自分の論文ができるだけ文献検索でヒットするようにすることも，研究を実施した研究者の役割なのです．

　表について，Word などで本文と同じファイルの上に作成するのはお勧めできません．横幅が制限されて十分な表ができないからです．Excel などのスプレッドシートで作成することをお勧めします[*11]．

　論文として雑誌に掲載されることを考えて，大きな表を分割して作成したくなりますが，これもお勧めできません．このような著者の配慮は編集委員会としてはむしろ迷惑です．スプレッドシートで十分な大きさにした 1 枚の表として作成してください．雑誌の 1 ページに収まりきらない場合には，編集委員会と印刷会社が協議して適切に分割します．

　図は，大きさが規定されている雑誌もあるので，このような雑誌に投稿するときには投稿規定の大きさにしてください．

　写真を論文に掲載する場合もあります．その場合には，裏に矢印を記載するなどして，どちらが上でどちらが下かがわかるようにしてください．

　伝統的には図や写真には表題や脚注はつけませんでした．「**7）図の表題など**」で後述しますが，本文の最後の figure legends（よい日本語がありませんが，図のタイトルや説明のことです）というところに図や写真の表題と，必要な場合には脚注を表記します．最近はPowerPoint などを利用してコンピュータで図を作成することも多く，その場合には表題や脚注を図の中に入れることもできます．

　図と表はそれぞれ別に[*12]，本文に出てくる順に番号をつけ，その後に表題をつけます[*13]．

　同じ情報を図で示すか，それとも表で示すかは，なかなか難しいものがあります．しかし，論文では次の 2 点より，一般的には図よりも表の方がよいでしょう．

[*11] （補足）たとえば，**IV章の「01 図表の描き方」**の表（**129 ページ**）の場合，19 行 3 列のシートを作成します．1 番上の行（行 1）は表題，行 2 は列見出し，行 3〜18 は「膨大な数字データの列挙」で始まる 16 の行見出し，最後の行 19 は脚注とします．列 1 は「表現・利用方法」，列 2 は「図」，列 3 は「表」で，あてはまるセルの中に必要項目を入れていきます．行 1，行 2，行 18 に下線を入れると表として完成です．

[*12] （補足）「図 1 の次は表 2」ではない，という意味です．すなわち，図も表も，出てくる順に「図 1，図 2，図 3，…」「表 1，表 2，表 3，…」と番号をつけていきます．もちろん，図 2 の後に表 1 が来ても，気にする必要はありません．

[*13] （補足）たとえば「表 1．対象者の性・年齢分布（症例・対照別）」など．

①紙面の同じスペースで図よりも表の方が多くの情報量を提示できること：逆にいえば，同じ情報量だと図の方が大きなスペースが必要なこと

②短い時間で情報を提供する学会の口演と違って，論文では読者が時間をかけて読みとることができること

図にする場合には，「なぜ表ではなく図にするのか」ということが明確にわかる必要があります．

5）謝辞

当該研究の実施や論文執筆にあたり，お世話になった人へのお礼の言葉を記載します．また，研究資金を他の組織から得て実施した研究の場合には，そのことも記載します[*14]．

6）利益相反（COI）

利益相反に関してはIV章「02　学会発表」（142ページ）で説明したとおりですが，論文にも同様のものを記載する必要があります．

7）引用文献

緒言で「何がどこまでわかっていて，そのうえでこの研究はわかっていないこの部分を明らかにする目的で実施した」ということを客観的に読者に示すために，文献を引用することは当然必要です．また，以前の研究で用いられた手法を使用する場合にも，文献の引用が必要でしょう．さらに，考察でこの研究で得られた結果を解釈する場合にも，文献の引用は欠かせません．

このように，1つの研究の集大成として論文を執筆する際に，文献の引用は必要ですが，数多くの文献を引用することは考えものです．すでに多くのことが論じられている分野であれば，1つ1つの原著論文を引用するよりも，総説を引用することで文献の数を減らすことができます．「私はこんなに勉強しました」ということを引用文献の数で示す必要はないので，必要不可欠な文献のみを引用するようにしましょう．

引用文献の記載形式は，基本的には以下のとおりです．

①論文の場合

　▶著者，表題，雑誌名，刊行年，巻（号），ページ

②書籍の場合

　▶著者，書籍名，出版社（出版社がある都市名），刊行年，ページ

ただし，雑誌によって微妙に異なるため[*15]，論文を投稿する雑誌

[*14] **補足**　研究者自らが研究費を支出した場合や，研究者が所属する施設の研究費を使った場合などでは，通常は謝辞には記載しません．

[*15] **注**　たとえば，コンマやコロン，セミコロンをどのように使うかは雑誌によって違います．また，著者が多い場合には，何名までの著者を記載するかも異なります．

の投稿規定で指定するとおりに記載します.

　なお，論文の中での引用文献の記載形式が2種類あります．バンクーバー形式では，本文の引用部分に上付きの数字などで文献番号を示し，「文献」のところでこの番号順に並べて当該文献の情報を記載します．一方，ハーバード形式では，引用部分で「（中村，2010）」というように括弧書きで当該論文の筆頭著者名と刊行年を示し，「文献」欄では筆頭著者のアルファベット順に文献情報を並べます．いずれにせよ，投稿する雑誌が指定する形式をとる必要がありますが，執筆段階ではハーバード形式の方が後から文献を追加した場合などの対応が楽です．この場合，投稿雑誌がバンクーバー形式を求めていれば，最後の段階で形式を改めます.

8）図の表題など

　前述のとおり，伝統的には図には直接表題や脚注を記載するのではなく，本文の最後に figure legends として表題と（必要があれば）脚注を書いていました．近年は PowerPoint などを使って表題も脚注も図の中に容易に入れることができるようになりました．投稿規定で特に規定されていなければ figure legends を作成する必要はないと思いますが，逆に投稿規定にあれば，図の中に直接書いているとしても，同じ内容[16]のものを作成しましょう.

C　論文の順序

　以上が通常の論文の構成要素ですが，通常の原稿は次の順序となります.

❶表題
❷抄録
❸キーワード
❹本文［緒言，方法，結果，考察］
❺謝辞
❻利益相反
❼引用文献
❽ figure legends
❾図表

　なお，表題と抄録の間には，著者[17]の連絡先（所属，郵便物の宛先，電話番号，FAX番号，電子メールアドレスなど）が入ります.

D　著者を誰にするか

　なかなか難しい問題です．実際に研究を行ったり論文を書いた人が著者であることは疑う余地がありません．しかし多くの場合，濃淡は

---

[16]　**補足**　図に直接書いた表題と，figure legends に記載されている表題が異なっている投稿論文を見たことがあります．その場で「十分な確認作業がなされていない，いい加減な論文」という評価がつきました.

[17]　**補足**　論文を雑誌に投稿した際に，編集委員会とのやりとりの窓口となる著者を「連絡著者」（corresponding author）とよびます．通常は筆頭著者（first author）が連絡著者となりますが，別の著者が連絡著者となることもあります．連絡先などの詳細な情報は連絡著者のみ求められ，その他の著者は所属だけ，ということもよくあります.

ありますが，多くの人の協力で1つの研究が成り立っていることも事実です．したがって，どこまでの人を著者にして，どこから先を謝辞で述べるにとどめるのかは悩ましい問題です．

基本的な考え方は次のとおりです．1つの論文の著者となるということは，その論文のすべての部分に対して全面的な責任を負うことが基本になります．たとえば，ある人は統計処理に協力しただけであったとしても，ひとたび著者として名前が出れば，すべてのことについて責任があります[*18]．この視点から，著者と謝辞でお礼を述べるにとどめる人を峻別するのは1つの方法です．難しい場合には，いったんその研究者に「共著者になっていただきたいのですが」とお尋ねし，断られた場合には謝辞へ，という方法もあります．

なお，最近は著者各人ごとに当該論文作成にあたってどのような貢献をしたかの記載を求める雑誌もあります．

E 投稿する雑誌をどれにするか

これもなかなか難しい問題です．学会発表と同様，類似の研究が多く報告されている雑誌を選ぶのが原則です．当該論文の引用文献で出てきている雑誌の中から選ぶ方法もあるでしょう．

できれば評価の高い雑誌に自分の論文を掲載したいと考えるのは人情です．日本語の雑誌だと一般的に学会誌の方が商業誌よりもレベルが高いと考えられていますし，国際的には「Journal Citation Report」が公表している Journal Impact Factor™（IF）[*19] の高い雑誌が評価が高いと考えられています．少し背伸びをして評価が高い雑誌にまず投稿し，採用されなかったらレベルを徐々に落としていくという方法も1つのあり方でしょう．

最近は「open journal」といって，投稿料とは別に，雑誌刊行に要する経費をすべて著者に求める雑誌が増えてきました．また，1つの雑誌でも掲載経費を著者が負担する場合には優先的に早く掲載する雑誌もあります．雑誌にもよりますが，場合によっては20〜30万円ほど要することもありますので，利用できる研究費（ない場合には自身で負担）と相談する必要があります．

F 論文完成から投稿まで

さしあたって論文を一通り書き上げても，そのまま投稿できるわけではありません．いくつかの過程を踏んで，最終的なものに仕上げる

[*18] **注** たとえ統計的な処理でのみ当該論文に貢献したとしても，たとえばこの研究が倫理的に問題があった場合に，著者であれば「自分は統計処理だけに関与したのだから，倫理問題には関係ない」という言い逃れはできません．

[*19] **補足** IF
ある雑誌の論文が，平均してどれだけ他の論文に引用されているかを示す指標．高いほど質の高い論文が多く掲載され，したがって評価が高い雑誌ということになっていますが，その分野の研究者の数などで調整されていないこと（研究者の数が多いほど，IF は高くなる）に大きな問題があります．

必要があります.

　まずは共著者に目を通してもらいます. 共著者といえどもその論文のすべての部分に対して全面的な責任を負いますから, 逆に考えると「読んだこともない論文の責任を負わされる」ことの理不尽さを理解してください. そればかりではなく, 複数の人が読むと著者が気づかなかった問題がみえてくることもあり, 論文の質をさらに高めることも可能になってきます.

　最後の詰めの段階では論文を声に出して読むことをお勧めします. そうすると, それまで気づかなかった変な表現や変換ミスなどが明らかになってくることがあります.

Ⓖ 投稿

　論文が完成したら, いよいよ投稿です. 古典的には論文原稿を編集委員会へ郵送していましたが, 最近ではインターネットを通じた投稿が基本になってきました. 投稿する雑誌の投稿規定に従って投稿してください.

　インターネット経由の投稿では, 事前に必要なファイル(「**Ⓒ論文の順序**」にあげたもの) ＋編集委員会への投稿に関する依頼状 (後述) を準備しておき, 雑誌の投稿サイトに入って, あとは指示に従って必要な情報 (著者名や抄録など) を入力し, 準備したファイルをアップロードしていきます. あらかじめ準備しておいた方がよいものに共著者全員のメールアドレスがあります. 共著者1人1人について氏名, 所属など入力するところがありますが, 一般的にはそこでメールアドレスも要求されます. これは, 投稿受付と同時に著者全員にメールを自動的に送って当該論文を受け付けたことを通知し, もし身に覚えがないようであれば連絡するように注意喚起をするためのものです.

　一般的にはすべてのファイルをアップロードすると全体をひとまとめにしたPDFファイルの確認を求められます. 問題がなければ「投稿」をクリックして, 投稿は完了します. 多くの場合, 遅くても数時間以内に投稿受付の連絡メールが届き, 投稿の完了が確認できます.

　なお, 郵送でもインターネット経由でも, 論文とは別に著者から編集委員会への手紙が必要です. 手紙には, 雑誌に論文を投稿するということ, 論文の種類 (原著, 報告, 資料など) が分かれている雑誌であれば希望する種類, 著者全員が論文に目を通したうえで内容に責任をもっていること, 連絡著者氏名と連絡先 (郵便物の宛先, 電話番号, FAX番号, 電子メールアドレスなど) を記載します.

H　編集委員会とのやりとり

　論文を投稿してそのまま採用になるということはまずありません．通常は，その論文のテーマに精通した研究者に編集委員会が査読を依頼し，論文の評価を求めます．編集委員会は査読者の査読結果をもとに当該論文に対する方針を決定します．ほとんどは「編集委員会の意見（査読者の意見もこれに含まれます）に従って修正した原稿を再投稿すれば，再度検討します」というものか，「掲載拒否」のいずれかです．

1）掲載拒否の場合

　話は簡単です．この雑誌とは縁がなかったと思い，あきらめて別の雑誌に投稿します．編集委員会から送られてきた意見で，対応することが可能で，かつ対応すれば論文の質が向上すると判断されたものは対応した方がよいのですが，そうでないものには対応する必要はありません．

　単にその雑誌との相性が悪かっただけのことですから，いつまでもくよくよせずに，次の雑誌に投稿しましょう．その際に，新たに投稿する雑誌の投稿規定にあわせて原稿を修正する作業はきちんと行ってください[20]．

2）修正を求める意見の場合

　この場合には，掲載拒否とは違って，すべての意見に対して誠実に対応しなければ修正した原稿の掲載にこぎつけることはできません．ただし，この場合の誠実な対応とは，すべての意見に従うということではありません．従うことが不可能な意見もありますし，考察に対する見解の相違などもあります．このような場合には，その理由を編集委員会への手紙で示して，その後はそれでも掲載の価値がある論文であるかどうか，編集委員会の判断を仰げばよいのです．対応不可能な意見ということで無視して再投稿しても，まず間違いなく，採用にはなりません．

I　論文採用後の対応

　以上のようなやりとりを場合によっては数回にわたり繰り返した後に論文が採用となった暁には，ひとまずめでたしめでたしです．しかし，これで終わったわけではありません．編集委員会から様々な事務

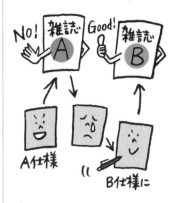

[20] **注**　この作業をいい加減に行って，新たに投稿する雑誌の投稿規定にはずれたものを投稿すると，編集委員会から「別の雑誌から掲載拒否になったものを投稿してきたのかも？」ということで，評価が厳しくなる可能性もあります．

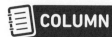

COLUMN

校正は慎重に

　校正はあくまでも印刷の際のミスを修正するものです．以前は手書きの原稿をもとに印刷会社で活字を拾って版（ゲラ）を作成していました．この際のミスを著者の責任で修正する作業が校正でした．

　最近は電子媒体で原稿を投稿するので，ゲラもこれをもとに作成します．したがって人為的なミスによる原稿の誤りはほとんどなくなりましたが，特殊な文字などを使用している場合には別の字が出たり（文字化けなど）するので，著者の責任で原稿の隅から隅まで確認しなければならないのは今も昔も変わりはありません．

　「校正の際に修正できるから」ということで，いい加減な原稿を投稿している場合もあるかもしれませんが，こういうことは許されません．原稿は「このまま活字になって出版されてもよい」という最終的な状態のものを投稿するべきですし，校正は採用原稿とゲラの相違点を指摘するだけの作業です．採用原稿に印刷の際のものではない誤りを発見し，誤ったままで出版するよりは修正した方がよいと考えた場合には，編集委員会にその旨連絡して判断を仰ぎましょう．

　校正，恐るべし！

手続きの連絡があります．たとえば，著作権移譲に関すること，別刷り作成に関することなどです．これらは速やかに対応しないと，それだけ実際の論文の掲載が遅れるので注意しましょう．

　採用後の最も大きな手続きはゲラの校正です．印刷用（公開用）に準備された原稿が編集委員会（場合によっては印刷会社）から送られてくるので，誤りなどがあれば修正して返送します[*21]．

Ｊ　論文刊行後

　論文が雑誌に刊行された後に別刷を送付してほしいと請求されることがあります．コピー技術が発達していない時代の名残で，近年はあまりなくなってきましたが，それでも時々このようなことがあります．同じテーマで研究している人との交流のきっかけになるので，誠実に応じましょう．なお，最近はインターネットで全文を読むことができる雑誌も多くなり[*22]，そのような雑誌の別刷請求に対しては URL を教えてあげるだけでも構いません[*23]．

　1 つの論文の完成は 1 つの研究の完成を意味するものではありません．むしろ，1 つの論文によって，さらにわからない，解くべき課題がみつかってくるものです[*24]．論文刊行後というより，論文が雑誌に採用された段階で，新たな研究課題に取り組む姿勢が大切です．

（中村好一）

[*21] 補足　上記 COLUMN 参照．

[*22] 補足　たとえば，日本疫学会が刊行する Journal of Epidemiology は 1991 年の創刊以来，すべての論文を J-STAGE で読むことができます（PDF ファイルでのダウンロードも可能）．
https://www.jstage.jst.go.jp/browse/jea/-char/ja/

[*23] 補足　以前は論文の電子版を公開する組織のサーバーの変更などにより，指定された URL でも当該論文にたどりつけなくなることがしばしばありました．このような不便さを解消するために DOI（desital object identifier：デジタルオブジェクト識別子）が導入されました．「10.」で始まる識別子ですが，「https://doi.org/」の後に DOI をつけてブラウザで検索すると当該論文にたどりつきます．たとえば，論文中に記載されている DOI が「10.1111/ped.15268」なら「https://doi.org/10.1111/ped.15268」で即座にこの論文が出てきます．

[*24] 補足　そうでない論文は，とてつもなく偉大な研究か，あるいは取るに足らない研究かのどちらかでしょう．

V章
専門家との共同研究

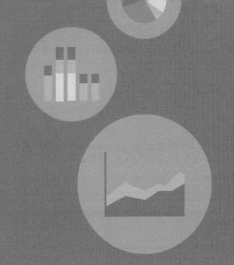

最終章では疫学や統計学の専門家と共同研究を行う際の「お作法」を解説しています.

しかしながら,これにとどまらず,研究を行う際の「哲学」についても述べられています.

こころざしを高くもって研究を行うようにしましょう.

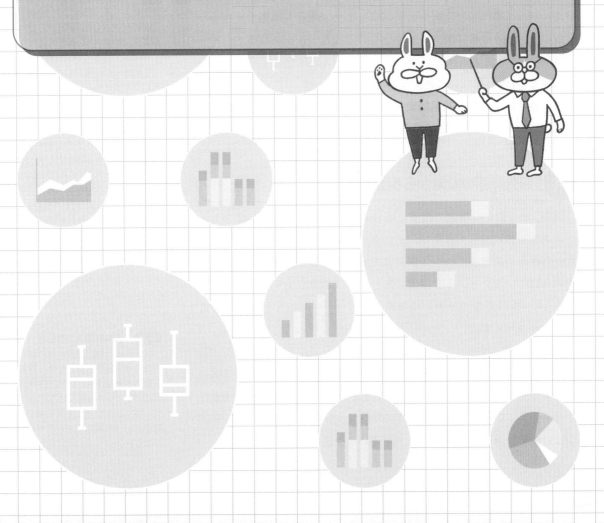

専門家と共同研究を行うにはどうすればよいか

集団を対象とした研究を行う場合には，当然のこととして統計学的解析が必要になります．もちろん，その基礎となる数学的理論をマスターしているに越したことはないのですが，そうでなくとも統計学的手法を正しく使うことはできます．要するに「仮説」を検証するために「適切な」データを「正しいデザイン」で収集し，それを「適切な」統計学的手法で分析すればよいのです[*1]．

そのためには基本的な統計学の教科書を読んだうえで，類似の研究論文を読み，それを真似することから始めてもよいでしょう．しかし，多くの場合は専門家の支援が必要になります．筆者も臨床の先生方や行政の方々から分析に関する依頼を受けることが多くあります．そのときに「こうしてもらえていれば，もう少しよい研究にするお手伝いができたのに」と思うことが少なくありません．そこで，ここでは「統計学や疫学の専門家と共同研究を行うにはどうすればよいか」について，筆者の思うところを述べてみたいと思います（あくまで私見です）．

A 研究計画の段階から相談する

例年，9月頃から筆者の教室には他の教室の大学院生が論文をもって次々に相談にやってきます．その多くは「論文を投稿したが，査読者から統計学的方法について専門家の意見を聞いて再分析することを求められている」という受理まであと一歩（二歩以上？）のものと，「データが揃ったので分析方法を教えてほしい」という前途多難なものに大別されます．

前者の場合は研究のデザインに問題があるものが多いようです．具体的には，予想される差を検出するには標本サイズが小さすぎる例，コントロール群の設定が悪く妥当な比較ができない例，対象の代表性が保証されていない例，実験研究の場合は実験計画法の初歩的な知識がないために適切な割り付けができていない例などです[*2]．

[*1] **補足 正しいデザインと正しい解析方法の重要性**

筆者に統計学を教えてくれたのは土井 徹先生（元 国立保健医療科学院）です．ちょうど SPSS や SAS® などの PC 用の統計パッケージが出始めた頃で，それに熱中した筆者はやたらと多変量解析を行っていました．そのときに土井先生から助言されたことが今でも筆者の分析の基本的視座になっています．

「どんな高度な多変量解析よりも，比較可能な集団をきちんとデザインして，2×2表で分析する方が真実に近い」

確かにこの方が結果の解釈もしやすいのです．疫学はデザインの科学であると筆者は考えています．

[*2] **補足 実験計画法の重要性**

実験を行う際の対象の割り付け方法の基礎的方法論として，実験計画法があります．これを活用することで，使用するマウスの数を減らすことができるだけでなく，種々の相互作用の検証も可能になります．

　後者の場合はより深刻な例が散見されます．たとえば，「このデータを使って何か面白い分析はできないでしょうか」というものです．すなわち，研究を行うための仮説がそもそもないのです．このような例は本来論外なのですが，それでも，集めているデータの関連領域でどのようなことが問題となっていて，研究者としてどのような問題意識をもっているのかなどを「インタビューし直す」ことで，分析の糸口がみえてきます．

　いずれの場合も，研究計画を作る段階から相談していただけると，よりよい分析ができます．統計分析や疫学の専門家は，方法論や自分の関心領域に関する知識は豊富ですが，それ以外の分野に関しては十分な知識をもっていません．知識がないものについて，適切な分析手法をすぐに提示することは難しいと思います．研究計画を作る段階から議論させていただければ，より適切な助言もできます．ぜひそのようにお願いしたいと思います．

Ⓑ きちんとした仮説をもつ

　前述しましたが，相談を受けていて一番困るのが「仮説のない」研究です．論文を作ることが目的化しているのです．臨床の先生方と話していてよく思うのですが，よい研究をなさる先生は普段から常に仮説をもちながら臨床活動をなさっています．「今，この患者に行っている治療は本当にベストなものなのか」「この患者は○○という診断で治療を受けているが，本当にそうだろうか？　何か違うような気がする」等々です．そして，そのような「思い」が熟成したところで研究のための仮説ができるのです[*3]．

　医療・保健領域における研究の「ネタ」は現場にあります．そして，それは普段から問題意識をもって仕事を行っている人にのみ，具体的な研究テーマとしてみえてくるのではないかと思います．

　相談に来る研究者が明確な仮説をもっている場合，お手伝いする側としては非常に楽です．そのような例では，対象となる集団と測定項目，そして何を検討したいかが大体明確になっているので，スムーズに適切な研究をデザインできるのです．

Ⓒ 問題の構造を図示する

　研究者が自分の問題意識を明確にするための方法として，仮説や問題の構造を図にしてみることが有用です．このような整理をしておく

[*3] **補足　注意深い観察に基づく仮説の重要性**

　データを探索的に分析することで何か一定の傾向がないかを検証し，そこから仮説を作っていくということもよく行われます．最近はやりのデータマイニングなどの手法はそのようなものです．しかしながら，医療や保健領域の研究でこのような手法が役立つことはあまりないように思われます．日常の業務の中で対象を注意深く観察することによる「気づき」がこの領域の研究では重要であると筆者は考えています．

と，検証すべき仮説に何か漏れがないか，あるいは論理矛盾がないかを検証することができます[*4]．そして，そのような図は共同研究を依頼する統計学や疫学の専門家に研究の概要を説明するうえでとても役に立ちます．

[*4]　補足　**MECE で考える**

問題の構造を考える手法としてMECE（mutually exclusive and collectively exhaustive：もれなし・だぶりなし）という考え方があります．図で問題を構造化する際にはこの MECE を意識する必要があります．

Ｄ　研究に正直であることを心がける

研究は何のために行うのかといえば，「真理」を明らかにするためです．決して「論文を作成すること」や「インパクトファクターの高い有名雑誌に載せること」ではないはずです．

しかし，ネガティブな結果しか出なかった研究を論文化することは難しいので，多くの研究者（特に修士課程や博士課程で四苦八苦している大学院生）は，何とかポジティブな結果が出ないかと躍起になります．そして，そのための助言を統計学や疫学の専門家に求めに来ることが時にあります．「先生，どうしたら統計学的有意差が出るでしょうか？」と．

データのねつ造は論外ですし，はずれ値をきちんとした検証もせずに除外して「見た目のよい」データにすることもルール違反です．私はそのような依頼を受けた場合，絶対にお手伝いはしません．それは研究者としてやってはいけないことだからです．

疫学や統計学の専門家と共同研究するときは，このルールをきちんと守りましょう．彼らを共犯者にしてはいけません．このようなルール違反をやってしまい，そしてそれが表沙汰になれば，研究者としてのキャリアはそこで終わってしまうのです．

Ｅ　データの質に責任をもつ

統計学や疫学の専門家は，研究デザインや分析ではそれなりのお手伝いができますが，その対象となるデータの質に関しては，当該領域の専門家である研究者が責任をもたなければなりません．お手伝いをしていて質の管理ができていないデータの分析をすることほど空しいことはありません．後から「あのデータは間違っていました」と伏し目がちに新しいデータをもってくる人が時々います．専門家の時間を浪費してはいけません．

そのようなことがないように，データの質の管理には十分配慮してください．研究デザインを勝手に変えてもいけません．そして，統計学や疫学の専門家に相談に行く前に，一通りの記述統計学的な分析は

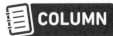

統計パッケージの選択

　現在は種々の統計パッケージが市販されていますが，ある程度一般的な統計パッケージを使用することをお勧めします（マイナーな統計ソフトの場合，信頼性についてクレームをつける査読者が時にいます）．また，一般的な統計パッケージは利用者もたくさんいるので，わからないことを他の人に聞けるというメリットもあります．

やっておきましょう．この手続きを踏むことで，おかしなデータの存在など，データの質に問題がないかを確認することができ，統計学や疫学の専門家も気持ちよく協力することができます[*5]．

*5 **補足** **データの質および研究デザインの重要性**

　極端にいえば質の悪いデータからは何も語ることはできません．質が保証されていないデータも同様です．人から得られる情報である以上，いろいろなばらつきは当然あります．そのばらつきを制御して分析を行うのが疫学です．データの質とデザインの重要性は強調してもし過ぎることはないと思います．

F　協力してくれた専門家には敬意を払う

　統計学的分析や疫学的分析を手伝い，無事論文もできたはずなのに，その後全く音沙汰がなくなってしまう人が少なくありません．専門家の時間を使ったにもかかわらず，その後何の連絡もないのです．そのような場合，往々にして論文の共著者に統計学的・疫学的分析を手伝った専門家の名前はありませんし，謝辞のところにもありません．

　統計学・疫学専門家の先生には奥ゆかしい方が多いのでしょう．あまり自己主張をされません．しかしながら，仕事を手伝ってもらったら，やはり共著者に加えるのが礼儀です．正しい統計学的分析・疫学的分析を行うことは専門性の高いトレーニングを受けて初めて可能になるのです．したがって，その専門性に敬意を払うのは当然のことです．そして，そのような「当たり前」のマナーが確立しているところでは，統計学・疫学専門家の先生も気持ちよく仕事ができるでしょうから，よりよい共同研究の成果があがるはずです．

G　共同研究してくれる専門家を探す

　それほど大きくない組織で仕事をしている方の場合，身近に共同研究をしてくれる統計学・疫学専門家がいないことも多いでしょう．その場合，どこに行けば共同研究してくれる統計学・疫学専門家に出会えるのでしょうか．

　一番手っ取り早いのは日本疫学会や日本公衆衛生学会などの総会に出席して，関連の書籍を出しているような先生をつかまえることです．関連の書籍を出しているくらいなので，無碍（むげ）に断ることはないはずで

す．その先生が無理でも，教室員や大学院生，あるいは知人の専門家を紹介してくれるはずです．今はインターネットで多くの情報のやりとりができるので，遠隔地でもいろいろと支援してくれるでしょう．

　ただし，そのとき，当然のことですが，魅力ある研究仮説をもっていることが必要です．きちんと資料も作って協力を依頼してみましょう．魅力ある研究テーマは研究者を必ずひきつけるはずです．

［参考文献］
・市川伸一．考えることの科学―推論の認知心理学への招待．中央公論新社，1997．
・大村　平．実験計画と分散分析のはなし―効率よい計画とデータ解析のコツ．改訂版．日科技連出版社，2013．
・佐藤允一．問題構造学入門―知恵の方法を考える．ダイヤモンド社，1984．
・久恒啓一．図で考える人の図解表現の技術―思考力と発想力を鍛える20講．日本経済新聞社，2002．

（松田晋哉）

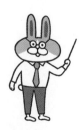

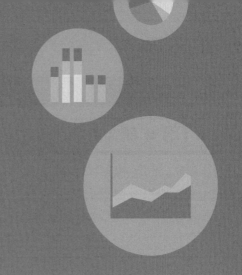

問題の解答

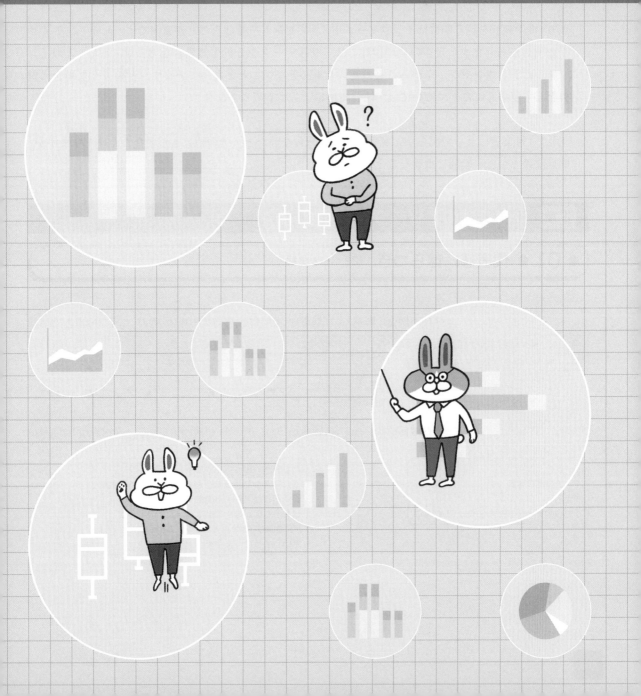

Ⅰ章　研究を始める前に知っておきたいこと

● 03 ● 研究における倫理的配慮 （22 ページの解答）

1　誤り：新しい薬や新しい健康教育の効果を科学的に本当に正しく評価しようと思うと，人を対象とした実験が必要不可欠です．正しく評価しないままに広く一般的に使う方が倫理的でないということもできます．しかし，人を対象とした実験を行う場合には，対象者に対して許される限度を超えた危険性がないこと，説明と同意が適切に行われること，倫理審査委員会による審査が行われることなどの条件を満たす必要があります．

2　誤り：疫学調査を行う際にはインフォームド・コンセントを受けることが原則です．しかし，いくつかの例外があります．現在の倫理指針では，既存データを分析する場合などには，1人1人のインフォームド・コンセントを得ることは必ずしも必要ないこととなっています．どのような場合に例外として認められるかについては，時代や国によっても異なります．

3　正しい：対象者にとって明らかに有害な介入を行わないなど，その他にも重要なことはありますが，問題文の3つは一般的に重要なことです．

Ⅱ章　統計手法の基礎について勉強しよう

● 01 ● 代表値，ばらつき （29 ページの解答）

［質的データ］

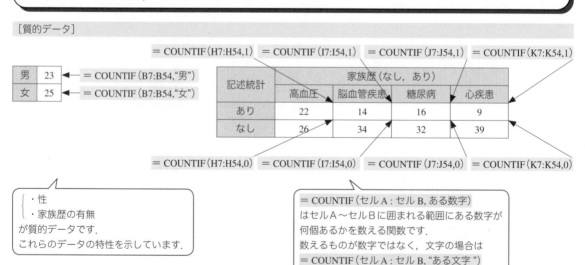

［数量データ］

記述統計		年齢 （歳）	身長 （cm）	体重 （kg）	収縮期血圧 （mmHg）	拡張期血圧 （mmHg）
代表値	平均	54.3	162.4	62.8	141.4	76.6
	幾何平均	54.0	162.1	62.1	140.1	76.0
	中央値	54	163	63	139	76
	最頻値	48	163	63	132	74
ばらつき	最大値	66	186	87	194	98
	最小値	44	140	45	98	52
	範囲	22	46	42	96	46
	分散	31.3	95.1	90.4	361.2	99.2
	不偏分散	31.9	97.1	92.3	368.9	101.3
	標準偏差	5.6	9.8	9.5	19.0	10.0
	標準偏差（不偏）	5.7	9.9	9.6	19.2	10.1
	第1四分位数	49.0	155.8	56.0	128.0	68.0
	第3四分位数	58.0	170.0	68.3	152.5	84.5
	5パーセンタイル値	46.1	146.4	49.0	118.0	62.7
	95パーセンタイル値	64.0	177.7	80.6	176.0	93.9

数値で表せるものが数量データです．
数量データの記述統計は集団の特性を表す代表値とばらつきを示すことです．

（解説）

記述統計		年齢 （歳）	数式
代表値	平均	54.3	= AVERAGE (C7:C54)
	幾何平均	54.0	= GEOMEAN (C7:C54)
	中央値	54	= MEDIAN (C7:C54)
	最頻値	48	= MODE (C7:C54)
ばらつき	最大値	66	= MAX (C7:C54)
	最小値	44	= MIN (C7:C54)
	範囲	22	= MAX (C7:C54) − MIN (C7:C54)
	分散	31.3	= VAR.P (C7:C54)
	不偏分散	31.9	= VAR.S (C7:C54)
	標準偏差	5.6	= STDEV.P (C7:C54)
	標準偏差（不偏）	5.7	= STDEV.S (C7:C54)
	第1四分位数	49.0	= QUARTILE.INC (C7:C54,1)
	第3四分位数	58.0	= QUARTILE.INC (C7:C54,3)
	5パーセンタイル値	46.1	= PERCENTILE.INC (C7:C54,0.05)
	95パーセンタイル値	64.0	= PERCENTILE.INC (C7:C54,0.95)

ここでは年齢だけについて数式を掲載しました．そのほかのデータについて
も，同じ数式（ただし，「C」をそれぞれの列文字に変える）で計算します．

●この解答のExcelデータは，診断と治療社のホームページ上（http://www.shindan.co.jp/）の本書のページに掲載されています．

● 03 ● 統計学推論（推定と検定）（44ページの解答）

①帰無仮説 H_0 と対立仮説 H_1 を設定します．

抽出されたペットボトルの平均を標本平均 $\bar{x}$，母平均を μ とします．

帰無仮説 H_0 は，$\bar{x} = \mu\ (= 500\,\text{mL})$ となります（つまり両者に差がない）．

対立仮説 H_1 は，$\bar{x} \neq \mu\ (= 500\,\text{mL})$ となります（つまり両者に差がある）．

②有意水準を設定します．

有意水準についてはすでに 0.05（5%）と指定されています．

③標本データから検定に必要な検定統計量 T を求めます．

まず，検定に必要な標本平均（$\bar{x}$），母平均（μ），母標準偏差（σ）および標本数（n）を確認しましょう．標本平均（$\bar{x}$）$= 502$，母平均（μ）$= 500$，母標準偏差（σ）$= 10$ および標本数（n）$= 100$ です．

$$T\,(\text{検定統計量}) = \frac{\bar{x} - \mu}{\dfrac{\sigma}{\sqrt{n}}} = \frac{502 - 500}{\dfrac{10}{\sqrt{100}}} = 2.0 > 1.96$$

④客観的判断を行います．

帰無仮説 H_0 が棄却されました．対立仮説 H_1 の「標本平均 $\bar{x}$ と母平均 μ には差がある」が採択されました．つまり，この分注機は 500 mL，標準偏差 10 mL に正しく調整されていないといえます．

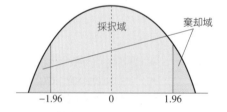

● 04 ● 平均の差（推定と検定）（53ページの解答）

帰無仮説は「定期的に運動している人と運動していない人において，BMI の平均に差がない」となります．

①の場合，95% 信頼区間が 0 を含んでいることから，有意水準 5% で帰無仮説は棄却されず，2 つのグループにおける BMI の平均には有意な差を認めません．

②の場合，95% 信頼区間に 0 を含んでいないことから，有意水準 5% で帰無仮説が棄却され，2 つのグループにおける BMI の平均には有意な差を認めます．

●05● 割合の差（推定と検定） (62ページの解答)

[ピボットテーブルによるクロス集計表]

	A	B	C	D	
1	データの個数 / 拡張期血圧	糖尿病家族歴			
2	性	0	1	総計	
3	女	16	9	25	
4	男	16	7	23	
5	総計	32	16	48	
6					

[オッズ比の計算]

	A	B	C	D	E	F	G
1		なし	あり				
2	女	16	9		女のオッズ	1.778	=B2/C2
3	男	16	7		男のオッズ	2.286	=B3/C3
4					相対危険（オッズ比）	0.778	=F2/F3
5						0.174	=(1/B2+1/C2)
6						0.205	=(1/B3+1/C3)
7					ln(相対危険)の標準誤差	0.616	=SQRT(F5+F6)
8					相対危険の 95％信頼区間（下限）	0.233	=EXP(LN(F4)−1.96*F7)
9					相対危険の 95％信頼区間（上限）	2.599	=EXP(LN(F4)+1.96*F7)
10	あり, なし:糖尿病家族歴の有無. ln: 自然対数						

オッズ比 0.778，95％信頼区間 0.233-2.599

●この解答の Excel データは，診断と治療社のホームページ上（http://www.shindan.co.jp/）の本書のページに掲載されています．

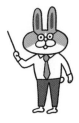

● 06 ● 相関係数と1次回帰係数（推定と検定）（73ページの解答）

1 散布図は次のようになります.

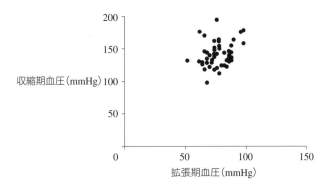

2 相関係数の推定と検定の結果は次のようになります. かろうじて統計学的に有意であることがわかります.

		Excelの関数式	結果
相関係数（r）		= CORREL（F7:F54,G7:G54）	0.288
標本サイズ（n）		= COUNT（F7:F54）	48
フィッシャー変換値（z）		= FISHER（C60）	0.297
zの標準誤差		= 1/（C62−3）^0.5	0.149
zの95%信頼区間	下限	= C64−1.96*C66	0.004
	上限	= C64+1.96*C66	0.589
相関係数の信頼区間	下限	= FISHERINV（C68）	0.004
	上限	= FISHERINV（C70）	0.529
t値		= C60*（C62−2）^0.5/（1−C60^2）^0.5	2.042
p値		= T.DIST.2T（C76,C62−2）	0.047

3 回帰係数の推定と検定の結果は次のようになります. 回帰係数も, かろうじて統計学的に有意であることがわかります.

	回帰統計
重相関R	0.288233
重決定R2	0.083078
補正R2	0.063145
標準誤差	18.58991
観測数	48

分散分析表

	自由度	変動	分散	観測された分散比	有意F
回帰	1	1440.347	1440.347	4.167853057	0.046958
残差	46	15896.9	345.5849		
合計	47	17337.25			

	係数	標準誤差	t	P−値	下限95%	上限95%	下限95.0%	上限95.0%
切片	99.23024	20.81734	4.766711	1.91454E−05	57.32715	141.1333	57.32715	141.1333
X値1	0.550013	0.269412	2.041532	0.04695765	0.007716	1.092311	0.007716	1.092311

●この解答のExcelデータは, 診断と治療社のホームページ上（http://www.shindan.co.jp/）の本書のページに掲載されています.

使えなくても理解できるようにしておこう

● 01 ● 交絡因子 (82ページの解答)

飲酒, 家族歴, 既往歴, 食習慣, 社会経済因子 (学歴, 職業, 収入など) など, 様々なものが考えられます.

(この問題・解答は中村好一)

● 02 ● 層化解析 (マンテル・ヘンツェル法) (91ページの解答)

89ページのマンテル・ヘンツェル法による相対危険の式を使います.

$$RR = \frac{\sum \dfrac{a_i N_{0i}}{N_i}}{\sum \dfrac{b_i N_{1i}}{N_i}} = \frac{\dfrac{1 \times 5000}{7000} + \dfrac{23 \times 60000}{85000} + \dfrac{7 \times 14000}{28000}}{\dfrac{1 \times 2000}{7000} + \dfrac{47 \times 25000}{85000} + \dfrac{6 \times 14000}{28000}} = 1.2$$

● 04 ● 生存分析 (98ページの解答)

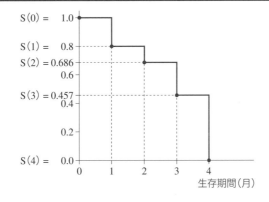

● 05 ● 分散分析, 共分散分析, 共分散構造分析 (106ページの解答)

1. 独立した2グループについて比較を行うので, 対応のない t 検定となります.
2. 独立した3グループについて比較を行うので, 分散分析となります.
3. 現在と1年後のBMIの差は1対1対応しているので, 対応のある t 検定となります.
4. 各年代において国とBMIの差により描かれる回帰直線の傾きに有意な差がないという前提で, 共分散分析を行うことになります.

● 06 ● 因子分析 （111ページの解答）

① 分析しているデータ項目を説明変数と目的変数に明確に分けることができない場合に用います．つまり，すべての項目を説明変数と考えるか，またはすべての項目を目的変数と考える場合です．

② 現在あるデータはすべて説明変数であると考えて，その結果としての総合得点を目的変数として計算したい場合に主成分分析を行います．逆に，現在あるデータはすべて目的変数であると考えて，その原因であるいくつかの潜在的な説明変数を計算したい場合に（狭い意味の）因子分析を行います．

● 07 ● 一致性の検討（カッパ統計量）（117ページの解答）

次の図のようになります．重みづけしたカッパ統計量は 0.69 になります．

	A	B	C	D	E	F	G	H	I	J	K	L	M
1	a) クロス集計表							c) 2回の回答のカテゴリー差					
2			2回目回答							2回目回答			
3			1	2	3	合計				1	2	3	
4	1回目	1	10	2	0	12		1回目	1	0	1	2	
5	回答	2	6	16	0	22		回答	2	1	0	1	
6		3	0	4	10	14			3	2	1	0	
7		合計	16	22	10	48							
8													
9	b) 回答のカテゴリー数(g)			3									
10													
11	d) 重み(Wi)	Wi=1-I/(g-1), I:両者の回答のカテゴリー差, g:カテゴリー数											
12	（Excelの数式）							（値）					
13			2回目回答							2回目回答			
14			1	2	3					1	2	3	
15	1回目	1	=1-C4/($D$9-1)	=1-D4/($D$9-1)	=1-E4/($D$9-1)			1回目	1	1.00	0.50	0.00	
16	回答	2	=1-C5/($D$9-1)	=1-D5/($D$9-1)	=1-E5/($D$9-1)			回答	2	0.50	1.00	0.50	
17		3	=1-C6/($D$9-1)	=1-D6/($D$9-1)	=1-E6/($D$9-1)				3	0.00	0.50	1.00	
18													
19	e) 重みづけした観察数												
20	（Excelの数式）							（値）					
21			2回目回答							2回目回答			
22			1	2	3					1	2	3	
23	1回目	1	=J15*C4	=K15*D4	=L15*E4			1回目	1	10.00	1.00	0.00	
24	回答	2	=J16*C5	=K16*D5	=L16*E5			回答	2	3.00	16.00	0.00	
25		3	=J17*C6	=K17*D6	=L17*E6				3	0.00	2.00	10.00	
26						合計	=SUM(J23:L25)					合計	42.00
27				重みづけした観察数による一致度(WP_o)		=M26/F7			重みづけした観察数による一致度(WP_o)				0.88
28													
29	f) 重みづけした期待度数												
30	（Excelの数式）							（値）					
31			2回目回答							2回目回答			
32			1	2	3					1	2	3	
33	1回目	1	=J15*$F4*C$7/$F$7	=K15*$F4*D$7/$F$7	=L15*$F4*E$7/$F$7			1回目	1	4.00	2.75	0.00	
34	回答	2	=J16*$F5*C$7/$F$7	=K16*$F5*D$7/$F$7	=L16*$F5*E$7/$F$7			回答	2	3.67	10.08	2.29	
35		3	=J17*$F6*C$7/$F$7	=K17*$F6*D$7/$F$7	=L17*$F6*E$7/$F$7				3	0.00	3.21	2.92	
36						合計	=SUM(J33:L35)					合計	28.92
37				重みづけした偶然の一致度(WP_e)		=M36/F7			重みづけした偶然の一致度(WP_e)				0.60
38													
39			重みづけしたカッパ統計量(weighted kappa)		=(M27-M37)/(1-M37)		0.69						
40													

●この解答のExcelデータは，診断と治療社のホームページ上（http://www.shindan.co.jp/）の本書のページに掲載されています．

● 08 ● ノンパラメトリック解析 （125 ページの解答）

1　2つの独立した集団における分布の違いの検定なので，マン・ホイットニーの U 検定を用います．少ない方の集団は病棟 B なので，本文にならって次の表を作ります．

20	22	24	25	26	27	30	35	40	42	45	47
B	B	B	A	B	B	A	A	A	A	A	A

B のそれぞれの値よりも小さな値である病棟 A の看護師の数を数えると，U 値は 0＋0＋0＋1＋1＝2 となります．本文中[*2] 補足 の表より $U＝2$ である確率は 0.001 で，これは 0.05 より小さな値です．したがって，病棟 A と病棟 B の看護師の業務負荷は統計学的に有意な差があると結論できます．

2　対応のある対象者（同じ対象者を2回測定して前後を比較）なので，ウィルコクソンの符号つき順位和検定を用います．前後の差とその絶対値の順位を求め，それにもとの符号をつけて整理すると次の表のようになります．

被験者	指導前	指導後	差 (d)	$\|d\|$ の順位にもとの符号をつける	少ない方の符号の順位
1	15	11	4	3	
2	20	14	6	5	
3	16	17	−1	−1	1
4	15	10	5	4	
5	18	16	2	2	
6	18	10	8	6	
7	20	9	11	7	

この結果から T 値は 1 となります．本文の[*4] 補足 の T の表から $n＝7$ のときの 5% 有意水準の臨界値は 2 となります．したがって，指導の効果は統計学的に有意であると結論できます．

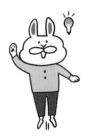

Excel 関数での決まりごと

本書に登場する Excel 関数を一覧にまとめました．
一覧の前に，Excel 関数での決まりごとについて説明します．

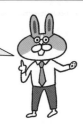

• : は範囲を表します

A1 : B5 は次の範囲を示します．

	A	B
1		
2		
3		
4		
5		

A1 : A3 は次の範囲を示します．

	A
1	
2	
3	

一覧ではセル名 A : セル名 B と表しています．

• Excel の関数式で文字を認識させたい場合は " " で文字を囲みます

たとえば，サンプルデータで性の列（B7:B54）に「男」と入力されたセルが何個あるか
を数えたい場合，該当するセルの数を数える関数 COUNTIF を使って，
= COUNTIF（B7:B54, "男"）
と入力します．

• 多くの関数は = を除いて数式（他の関数）の中で用いることもできます

たとえば，次のような計算もできます．
= 2*VAR.P（B1:B100）
（分散に 2 をかけています）

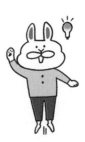

関数	一般的な使い方	得られる結果	備考
AVERAGE ➡ 25 ページ	= AVERAGE（セル名 A：セル名 B）	平均（算術平均）	指定する範囲の数値の平均を返します．
CORREL ➡ 31，64 ページ	= CORREL（セル名 A：セル名 B，セル名 C：セル名 D）	相関係数	1 つの系列（セル名 A〜セル名 B）と対応するもう 1 つの系列（セル名 C〜セル名 D）の間の相関係数を返します．
COUNTIF ➡166ページ	= COUNTIF（セル名 A：セル名 B，検索条件）	検索条件に該当するセルの数	検索条件には "男"（男と入力されたセルの数）， D4（D4 セルと同じ数値または内容のセルの数）， ">55"（55 を超える数値が入ったセルの数）， "*"（値が入力されているセルの数）など，様々な指定ができます．（詳細は Excel のヘルプを参照）
EXP ➡ 60 ページ	= EXP（セル名） = EXP（数値）	べき数（底は e）	自然対数の底（e）のべき数（e^x）を返します．
FISHER ➡ 64 ページ	= FISHER（セル名） = FISHER（数値）	フィッシャー変換値	フィッシャー変換値 $z = [\ln\{(1+r)/(1-r)\}]/2$ を返します．r は関数の（　）内の数値です．
FISHERINV ➡ 64 ページ	= FISHERINV（セル名） = FISHERINV（数値）	フィッシャー変換値の逆関数	フィッシャー変換値 $z = [\ln\{(1+r)/(1-r)\}]/2$ において，関数の（　）内に z を入れると，r を返します．
GEOMEAN ➡ 26 ページ	= GEOMEAN（セル名 A：セル名 B）	幾何平均	指定する範囲の数値の幾何平均を返します．
INTERCEPT ➡ 69 ページ	= INTERCEPT（セル名 A：セル名 B，セル名 C：セル名 D）	1 次回帰式の切片	従属変数（y）となる 1 つの系列（セル名 A〜セル名 B）と独立変数（x）となるもう 1 つの系列（セル名 C〜セル名 D）によって得られる 1 次回帰式の切片（$y = ax + b$ の b の値）を返します．

関数	一般的な使い方	得られる結果	備考
LN ➡ 60 ページ	= LN（セル名） = LN（数値）	自然対数	自然対数値（ln X＝$\log_e X$）を返します．
MAX ➡ 28 ページ	= MAX（セル名 A：セル名 B）	最大値	それぞれ，最大値，中央値，最小値，最頻値をセル A〜セル B の中から探して（必要な場合は計算して）示します．その際，文字列が入っているセルは無視されます（数式が入ったセルは含まれます）．MODE.MULT は複数の最頻値がある場合にそのすべてを返します．
MEDIAN ➡ 26 ページ	= MEDIAN（セル名A：セル名B）	中央値（メジアン）	
MIN ➡ 28 ページ	= MIN（セル名 A：セル名 B）	最小値	
MODE.SNGL MODE.MULT ➡ 26 ページ	= MODE.SNGL（セル名 A：セル名 B） = MODE.MULT（セル名 A：セル名 B）	最頻値（モード）	
PERCENTILE.EXC, PERCENTILE.INC ➡ 29 ページ	= PERCENTILE.EXC（セル名 A：セル名 B, x） = PERCENTILE.INC（セル名 A：セル名 B, x）	パーセンタイル値	指定する範囲の数値の，x（Excel では「戻り値」と表現）で示されたパーセンタイル値を返します．【例】 = PERCENTILE.EXC（A1:A10, 0.3），= PERCENTILE.INC（A1:A10, 0.3）は A1〜A10 の数値の 30 パーセンタイル値．EXC と INC の使い分けは Excel のヘルプを参照．
QUARTILE.EXC, QUARTILE.INC ➡ 29 ページ	= QUARTILE.EXC（セル名 A：セル名 B, x） = QUARTILE.INC（セル名 A：セル名 B, x）	四分位数	指定する範囲の数値の四分位数を返します．x（Excel では「戻り値」と表現）により返す値が異なります． x = 0：最小値（MIN 関数と同じ） x = 1：第 1 四分位数（25 パーセンタイル値） x = 2：第 2 四分位数（50 パーセンタイル値，MEDIAN 関数と同じ） x = 3：第 3 四分位数（75 パーセンタイル値） x = 4：最大値（MAX 関数と同じ） EXC と INC の使い分けは Excel のヘルプを参照．

関数	一般的な使い方	得られる結果	備考
RSQ ➡ 69 ページ	= RSQ（セル名 A：セル名 B, セル名 C：セル名 D）	決定係数（相関係数の 2 乗の値）	1 つの系列（セル名 A〜セル名 B）と対応するもう 1 つの系列（セル名 C〜セル名 D）の間の決定係数を返します.
SLOPE ➡ 69 ページ	= SLOPE（セル名 A：セル名 B, セル名 C：セル名 D）	1 次回帰式の傾き	従属変数（y）となる 1 つの系列（セル名 A〜セル名 B），独立変数（x）となるもう 1 つの系列（セル名 C〜セル名 D）によって得られる 1 次回帰式の傾き（$y = ax + b$ の a の値）を返します.
SQRT ➡ 55, 64 ページ	= SQRT（セル名） = SQRT（数値）	平方根	セルの値や数値が負だとエラーとなります.
STDEV.P ➡ 29 ページ	= STDEV.P（セル名 A：セル名 B）	標準偏差（標本自体の標準偏差）	分母が n の標準偏差 VAR.P 関数の値の平方根
STDEV.S ➡ 29 ページ	= STDEV.S（セル名 A：セル名 B）	標準偏差（母集団の標準偏差の推定値）	分母が $n-1$ の標準偏差 VAR.S 関数の値の平方根
T.DIST.2T ➡ 65 ページ	= T.DIST.2T（セル名, 自由度）	スチューデントの t 分布の確率	セル名で示された数値に対応するスチューデントの t 分布の両側確率を返します.
T.INV.2T ➡ 48 ページ	= T.INV.2T（確率, 自由度）	指定した確率と自由度に対応する t 値	[例] 確率 5%、自由度 10 の t 値が T.INV.2T（0.05,10）で求められます（2.228 となります）.
VAR.P ➡ 28 ページ	= VAR.P（セル名 A：セル名 B）	分散（標本自体の分散）	分母が n の分散 この平方根が STDEV.P 関数の値
VAR.S ➡ 29 ページ	= VAR.S（セル名 A：セル名 B）	分散（不偏分散 = 母集団の分散の推定値）	分母が $n-1$ の分散 この平方根が STDEV.S 関数の値

注：ここに掲載した関数の多くは [**数式**] → [**その他の関数**] → [**統計**] で利用できます.

索　引

〈編者プロフィール〉

中村 好一（なかむら・よしかず）

　自治医科大学（1982年），テキサス大学公衆衛生学部（1992年），慶應義塾大学法学部（1998年）卒業（出た大学の数ほど勉強が好きなわけではない）．1989年より自治医科大学公衆衛生学教室教員．助手，講師，助教授を経て1999年4月より教授．2023年3月に定年退職後，宇都宮市保健所に勤務．

　専門は疫学，保健統計学，医療情報学，医事法学などで，川崎病の疫学やプリオン病（クロイツフェルト・ヤコブ病など）の疫学を中心に研究していた．難病，花粉症，母乳中のダイオキシン，重金属の人体への影響，電磁界の人体への影響など，いろいろなことに幅広く取り組んでいるが，ほとんどが虻蜂取らず状態になっている．それでも何とか喰って（研究を続けて）いけるのは，他の疫学者の参入を許さない『すきま産業』ならぬ『すきま疫学』（niche epidemiology）を行っているからである．

　1982～1989年に福岡県職員として県庁・保健所に勤務．一時は「俺は現場を知っている」とうそぶいていたが，そのうち完全な浦島太郎状態．加えて，「俺は数少ない保健所勤務経験がある公衆衛生の教授」ともうそぶいていたが，本書の著者の1人である尾島先生（保健所長の経験あり）が教授になったので，係長止まりだったこともあり，このことはあまり表には出さないようにしようと決意した（いじけている）．しかし，保健所に復帰した今，昔の経験がそれなりに役立っているのも事実である．

・所属学会：国際疫学会（財務担当理事），日本疫学会（元理事，「Journal of Epidemiology」元編集委員長），日本予防循環器病学会（元理事，名誉会員），日本医事法学会（理事）など．
・主な著書：「論文を正しく読み書くためのやさしい統計学 改訂第3版」（診断と治療社，2019年），「基礎から学ぶ 楽しい疫学 第4版」（医学書院，2020年），「今日の疫学 第2版」（医学書院，2005年），「疫学マニュアル 改訂7版」（南山堂，2012年）など多数．

医療系のための もっと
やさしい統計学入門　改訂第2版　　　　ISBN978-4-7878-2626-8

2023年11月1日　改訂第2版第1刷発行

（医療系のためのやさしい統計学入門）
2009年10月9日　初版第1刷発行
2018年8月8日　初版第9刷発行

編　　　集	中村　好一
発 行 者	藤実正太
発 行 所	株式会社　診断と治療社

〒100-0014　東京都千代田区永田町2-14-2　山王グランドビル4階
TEL：03-3580-2750(編集)　03-3580-2770(営業)
FAX：03-3580-2776
E-mail：hen@shindan.co.jp(編集)
　　　　eigyobu@shindan.co.jp(営業)
URL：http://www.shindan.co.jp/

表紙デザイン	株式会社　オセロ
表紙・本文イラスト	アサミナオ
印刷・製本	広研印刷 株式会社

© 株式会社 診断と治療社, 2023. Printed in Japan.　　　　[検印省略]
乱丁・落丁の場合はお取り替えいたします.